Chronische Erschöpfung
und Chronisches Erschöpfungssyndrom

Fortschritte der Psychotherapie
Band 26

Chronische Erschöpfung und
Chronisches Erschöpfungssyndrom

von Dr. Jens Gaab und Prof. Dr. Ulrike Ehlert

Chronische Erschöpfung und Chronisches Erschöpfungs-syndrom

von Jens Gaab
und Ulrike Ehlert

HOGREFE
GÖTTINGEN · BERN · WIEN
TORONTO · SEATTLE · OXFORD · PRAG

Dr. Jens Gaab, geb. 1970. 1992-1997 Studium der Psychologie in Trier. 2001 Promotion. Ausbildung in Kognitiver Verhaltenstherapie. Seit 1999 Assistent, Wissenschaftlicher Mitarbeiter und Oberassistent am Lehrstuhl für Klinische Psychologie an der Universität Zürich.

Prof. Dr. Ulrike Ehlert, geb. 1960. 1979-1984 Studium der Psychologie und Soziologie in Trier. 1988 Promotion. 1997 Habilitation. Seit 1999 Ordinaria für Klinische Psychologie und Psychotherapie an der Universität Zürich. Seit 2000 Leiterin der Arbeitsgruppe „Verhaltensneurobiologie" am Zentrum für Neurowissenschaften der ETH und Universität Zürich. Leiterin des Postgradualen Masterstudiengangs in Kognitiver Verhaltenstherapie und Verhaltensmedizin an der Universität Zürich.

Bibliografische Information Der Deutschen Bibliothek

Die Deutsche Bibliothek verzeichnet diese Publikation in der Deutschen Nationalbibliografie; detaillierte bibliografische Daten sind im Internet über http://dnb.ddb.de abrufbar.

Göttingen • Bern • Wien • Toronto • Seattle • Oxford • Prag
Rohnsweg 25, 37085 Göttingen

http://www.hogrefe.de

Aktuelle Informationen • Weitere Titel zum Thema • Ergänzende Materialien

---

Satz: Grafik-Design Fischer, Weimar
Druck: Schlütersche Druck GmbH & Co. KG, Langenhagen
Printed in Germany
Auf säurefreiem Papier gedruckt

ISBN 3-8017-1608-2

Inhaltsverzeichnis

Vorwort

Erschöpfung ist das Zentralafrika der Medizin, ein unerforschtes Gebiet, welches nur von wenigen betreten wird und die wenigen, die es überleben und es schaffen Informationen herauszubringen, werden entweder nicht verstanden oder nicht geschätzt.

Georg Beard, 1869

Erschöpfung ist eine der häufigsten Beschwerden in der Allgemeinbevölkerung. Auf Grund der großen Vielfalt an möglichen Ursachen, zeitlichen Verläufen, berichteter Beschwerdeintensität und subjektiven Konsequenzen ist die Formulierung eines allgemeinen diagnostischen und therapeutischen Vorgehens wichtig, wenn auch nicht unproblematisch. Glücklicherweise hat sich die oben erwähnte Sachlage innerhalb der letzten 130 Jahre grundlegend geändert, so dass heute eine solide wissenschaftliche Evidenz vorliegt. Es ist unser Anliegen, diese wissenschaftlichen Informationen so aufzubereiten und zu vermitteln, dass diese verstanden (hoffentlich auch geschätzt) und vor allem diagnostisch und therapeutisch angewendet werden können.

Die dabei gewählte Perspektive ist ausdrücklich integrativ. Dies soll sich dabei nicht nur auf die zu Grunde liegenden ätiologischen Modelle und das diagnostische Prozedere, sondern auch auf das therapeutische Vorgehen beziehen.

Eine Vielzahl von Personen waren direkt oder indirekt bzw. theoretisch oder praktisch an der Entwicklung der vielen Ideen für dieses Manual beteiligt: Susanne Baumann, Saskia Latanzio-Bunschoten, Trudie Chalder, Anthony Cleare, Veronika Engert, Rolf Hasler, Vera Heitz, Gitta Glöcklhofer, Alessandra Kappeler, Rona Moss-Morris, Eva Roos, Tanja Schad, Annelis Wegmann, Simon Wessely und Peter White. Ihnen allen unseren Dank.

Zürich, Januar 2005 — Jens Gaab und Ulrike Ehlert

1 Beschreibung der Störung

1.1 Aktuelle Kontroversen und historische Entwicklungen

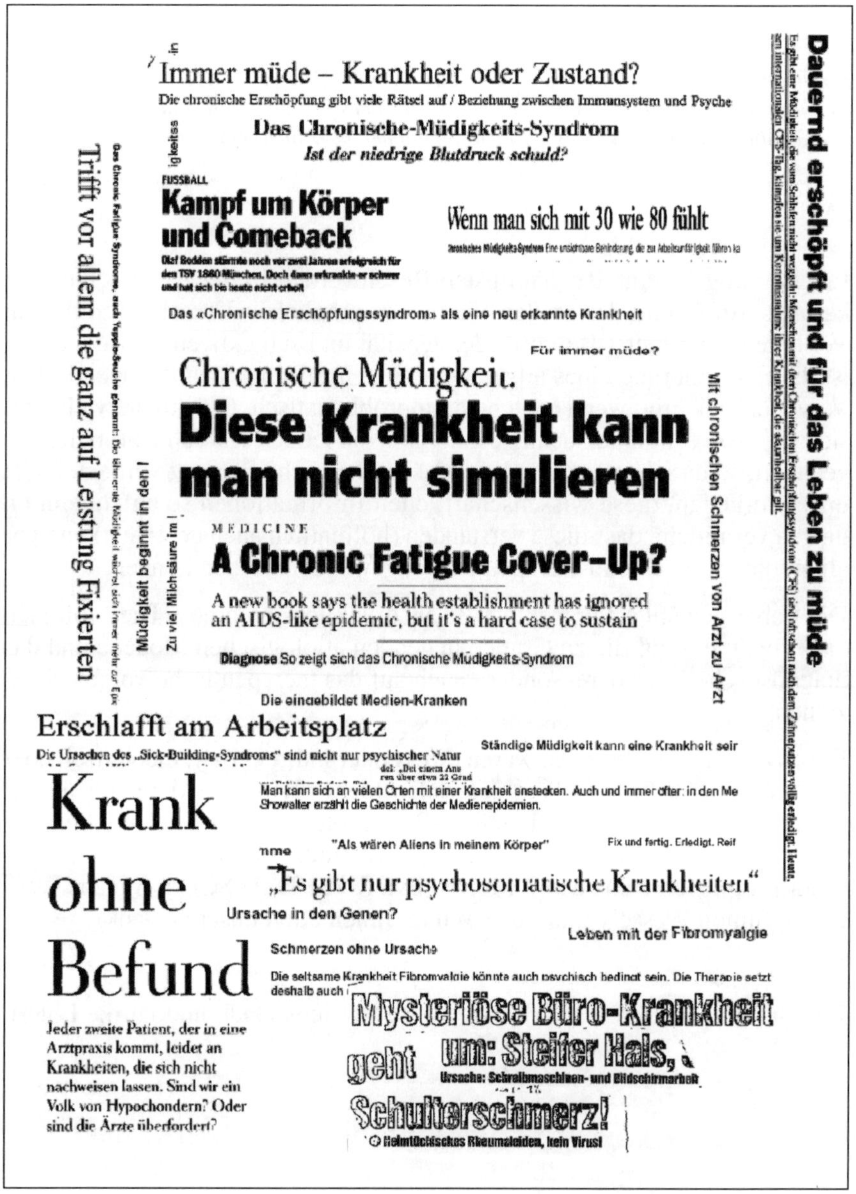
Immer müde – Krankheit oder Zustand?
Die chronische Erschöpfung gibt viele Rätsel auf / Beziehung zwischen Immunsystem und Psyche
Das Chronische-Müdigkeits-Syndrom
Ist der niedrige Blutdruck schuld?
Dauernd erschöpft und für das Leben zu müde
FUSSBALL
Kampf um Körper und Comeback
Olaf Bodden stürmte noch vor zwei Jahren erfolgreich für den TSV 1860 München. Doch dann erkrankte er schwer und hat sich bis heute nicht erholt
Wenn man sich mit 30 wie 80 fühlt
Trifft vor allem die ganz auf Leistung Fixierten
Das «Chronische Erschöpfungssyndrom» als eine neu erkannte Krankheit
Für immer müde?
Chronische Müdigkeit
Diese Krankheit kann man nicht simulieren
Mit chronischen Schmerzen von Arzt zu Arzt
Müdigkeit beginnt in den
Zu viel Milchsäure im
MEDICINE
A Chronic Fatigue Cover-Up?
A new book says the health establishment has ignored an AIDS-like epidemic, but it's a hard case to sustain
Diagnose So zeigt sich das Chronische Müdigkeits-Syndrom
Die eingebildet Medien-Kranken
Erschlafft am Arbeitsplatz
Die Ursachen des „Sick-Building-Syndroms" sind nicht nur psychischer Natur
Ständige Müdigkeit kann eine Krankheit sein
Krank ohne Befund
Man kann sich an vielen Orten mit einer Krankheit anstecken. Auch und immer öfter: in den Me
Showalter erzählt die Geschichte der Medienepidemien.
"Als wären Aliens in meinem Körper"
Fix und fertig. Erledigt. Reif
„Es gibt nur psychosomatische Krankheiten"
Ursache in den Genen?
Leben mit der Fibromyalgie
Schmerzen ohne Ursache
Die seltsame Krankheit Fibromyalgie könnte auch psychisch bedingt sein. Die Therapie setzt deshalb auch
Jeder zweite Patient, der in eine Arztpraxis kommt, leidet an Krankheiten, die sich nicht nachweisen lassen. Sind wir ein Volk von Hypochondern? Oder sind die Ärzte überfordert?
Mysteriöse Büro-Krankheit geht um: Steifer Hals, Schulterschmerz!
Ursache: Schreibmaschinen- und Bildschirmarbeit
Heimtückisches Rheumaleiden, kein Virus!

Abbildung 1:
Bild chronischer Erschöpfungszustände in den Medien

Die in Abbildung 1 dargestellte grundlegende Unsicherheit in der Beurteilung chronischer Erschöpfungszustände ist darauf zurückzuführen, dass Betroffene[1] sich zwar körperlich krank fühlen, aber kein eindeutiger und objektiver Nachweis einer körperlichen Ursache der wahrgenommenen Beschwerden möglich ist. Dieses Problem und die damit verbundene nosologische, ätiologische, diagnostische und therapeutische Unsicherheit ist nicht neu, sie besteht seit der ersten Beschreibung chronischer Erschöpfungszustände vor über 130 Jahren. Im historischen Rückblick lassen sich starke Fluktuationen der Akzeptanz bzw. Diagnosehäufigkeit der jeweilig aktuellen Bezeichnungen chronischer Erschöpfungszustände erkennen, welche vor allem durch Veränderungen der wissenschaftlichen und gesellschaftlichen Wahrnehmung erklärbar sind.

Erste Beschreibungen vor 130 Jahren

Schon 1869 beschrieb der amerikanische Neurologe Georg Beard die *Neurasthenie*, welche durch chronische Erschöpfung, Muskel-, Gelenk- und Kopfschmerzen sowie Konzentrations- und Gedächtnisprobleme gekennzeichnet war. Nachweisbare objektive Krankheitsursachen fehlten, so dass als Ursache des Störungsbildes ein Energiemangel des Nervensystems angenommen wurde, welcher auf Überarbeitung und den ungesunden „modernen Lebenswandel" des späten 19. Jahrhunderts zurückgeführt wurde. In diesem Verständnis waren vor allem erfolgreiche, geistig arbeitende Personen betroffen, da diese auf Grund ihrer ständigen geistigen Aktivität am ehesten in Gefahr liefen, entsprechende Nervenzellen zu überlasten. Es ist daher auch kaum verwunderlich, dass die Neurasthenie sehr schnell sehr verbreitet war und zu Beginn des 20. Jahrhunderts als *fashionable disease* galt. Die Prominenz der Neurasthenie war jedoch nur von kurzer Dauer; vor allem die Zuordnung der Neurasthenie zum entstehenden Fachbereich der Psychiatrie sowie das Fehlen empirischer Beweise der Beard'schen Ätiologieannahmen führten zu einer raschen Abnahme der Beliebtheit dieser Diagnose. Entsprechend war der weitere Verlauf chronischer Erschöpfungssyndrome durch spektakuläre (und meist auch spekulative) neue Erkenntnisse und Behandlungsvorschläge charakterisiert.

Auf- und Abstieg der Neurasthenie

Auch im Hinblick auf die neuere Geschichte chronischer Erschöpfungszustände ist erkennbar, dass die Akzeptanz, Verwendung und Wahrnehmung des aktuellen Labels „Chronisches Erschöpfungssyndrom" (englisch: *chronic fatigue syndrome*, CFS) von den vorherrschenden Annahmen zu den Ursachen stark beeinflusst werden. Mitte der 80er Jahre erschienen Artikel in medizinischen Fachzeitschriften, welche immunologische Befunde als Hinweis einer persistierenden Virus-Infektion bei chronisch erschöpften Patienten betrachteten. Auch wenn diese Annahmen nicht bestätigt werden konnten, entstand das Bild einer „neuen" Krankheit, der „Krankheit der mo-

Beginn der CFS-Forschung Mitte der 80er Jahre

[1] Zur Vereinfachung der Lesbarkeit wird die männliche Form verwendet, Frauen sind selbstverständlich mitgemeint.

dernen Zeit“, die so genannte *yuppie flu*. Das Interesse nahm sprunghaft zu, die Anzahl wissenschaftlicher Veröffentlichungen liegt bei über 2.500. Trotzdem ist die Ursache chronischer Erschöpfungszustände unklar und entsprechend die Skepsis seitens der Ärzte/Psychiater/Psychologen groß. Die daraus entstehenden Kontroversen sind aus wissenschaftlicher Sicht interessant, für den betroffenen Patienten jedoch selten hilfreich. Patienten berichten oft, dass sie zuerst vom Arzt zum Psychologen/Psychiater delegiert werden, weil sie *ja körperlich gesund seien* und deshalb *irgendwas Psychisches* vorliegen müsste, nur um dann vom Psychologen/Psychiater wieder zum Arzt geschickt zu werden, da die körperlichen Symptome so stark sind, dass *das vor allem etwas Körperliches sein muss*. Die bestehende Trennung von körperlichen Krankheiten und psychischen Störungen erschwert ein „Sowohl-als-auch“-Prinzip und impliziert, dass psychische Störungen oft als weniger „seriös“ betrachtet werden, da meist ein objektiver Nachweis für deren Existenz fehlt. Da die Tatsache einer *psycho*therapeutische Behandlung chronisch Erschöpfter für viele Betroffene sowie das nähere und weitere Umfeld schon als Hinweis für eine psychische Ursache gilt, sollte man sich über die möglichen Konsequenzen dieses Sachverhalts bewusst und entsprechend vorbereitet sein.

Psychisch oder körperlich?

1.2 Symptomatik

Fallbeispiel 1: Der chronisch erschöpfte Patient – Ich bin krank ohne krank zu sein!
Angefangen hat es vor 5 Jahren. Ich hatte gerade meine Ausbildung als Programmierer abgeschlossen und wollte bei Firma XX als IT-Beauftragter arbeiten. Ich habe mich schon auf die Stelle gefreut, aber dann hat mich eine Grippe erwischt. Erst dachte ich, dass geht schon vorbei. Ich habe mich zwar etwas geschont, habe mir aber keine Gedanken gemacht. Nach 10 Tagen ging es mir aber immer noch nicht besser. Ich bin dann zum Arzt gegangen, der sagte „jetzt bleiben Sie mal zu Hause und ruhen sich aus“. Das habe ich dann auch gemacht, aber es hat nichts geholfen. Ich bin dann noch mal zum Arzt, der hat mich noch mal durchgecheckt. Er fand nichts und hat mich zum Immunologen geschickt. Es gab zwar irgendwas Auffälliges, aber am Ende kam dann nichts Konkretes bei raus. Ich war ganz schön verzweifelt, aber niemand hat mich verstanden. Alle sagten „Sie sind eigentlich gesund, schonen Sie sich ein bisschen, dann wird das besser“. Arbeiten konnte ich nur noch schlecht, ich musste den Stellenanfang verschieben, ich war ja immer total kaputt. Auf Empfehlung von einem Kollegen bin ich dann zu einem Arzt in L., der hat gesagt, dass mein Immunsystem defekt sei und ich meine Gifte im Körper ausleiten müsste. Das habe ich dann versucht, es ging mir auch etwas besser,

aber arbeiten konnte ich trotzdem nicht mehr. Ich verlor den Job, bin jetzt auf 50 % Erwerbsfähigkeit eingestuft.

Ich stehe so gegen 10 Uhr auf, ich fühle mich schon beim Aufwachen kaputt und ich kann mich kaum auf den Beinen halten. Zum Zähneputzen muss ich mich hinsetzen. Meine Gelenke und Muskeln schmerzen, dass geht meist erst im Laufe des Tages ein bisschen weg. Ich kann pro Tag vielleicht 3 Stunden aktiv sein, da versuche ich ein bisschen Büro zu machen, aber ich kann mich kaum noch konzentrieren. Früher war ich voll da, ich konnte mir alles merken und so, aber heute komme ich mir vor wie ein Sieb. Ich muss mir alles aufschreiben, und vergesse trotzdem vieles. An manchen Tagen geht es mir besser, dann mache ich oft ein bisschen zu viel, was sich dann in den nächsten Tagen bemerkbar macht. Ich habe noch 20 % meiner früheren Leistungsfähigkeit. Nach dem Einkaufen muss ich mich erstmal 2 Stunden hinlegen. Meine sozialen Aktivitäten beschränken sich darauf, einmal pro Monat ins Kino zu gehen, aber nur wenn es mir richtig gut geht. Abends liege ich oft herum, Fernsehen oder lesen geht schlecht, mir schwirrt dann der Kopf und ich bekomme Schmerzen. Mein Schlaf ist schlecht, ich kann nicht mehr richtig einschlafen, obwohl ich schrecklich müde bin. Nachts wache ich oft auf und wie gesagt, morgens fängt das Ganze wieder an.

Beschwerden, Verhalten und Verlauf

Das Beschwerdebild des chronisch erschöpften Patienten[2] ist von chronischer, starker und beeinträchtigender Erschöpfung gekennzeichnet. Die Erschöpfung ist mit Schwankungen über den Tagesverlauf permanent und kann durch Ruhe bzw. Inaktivität nicht vermieden werden. Nach normalen

Tabelle 1:
Häufigkeit berichteter Symptome bei chronisch erschöpften Patienten

Symptom	Häufigkeit in %	Symptom	Häufigkeit in %
Erschöpfung	100	Gereiztheit	22
Muskelschmerzen	71	Depressionen	21
Konzentrationsprobleme	51	Hohe oder niedrige Temperatur	20
Gastrointestinale Probleme	49	Sprachstörungen	19
Kopfschmerzen	43	Gelenkschmerzen	17
Schwindel	43	Polyuria	16
Schlafstörungen	36	Schweißausbrüche	16
Gedächtnisprobleme	35	Gestörte Koordination	15
Muskelschwäche	26	Emotionale Labilität	15
Wiederkehrende Infektionen	24	Halsschmerzen	13

2 In Folge wird zwischen „chronisch erschöpften Patienten“ und „Patienten mit CFS“ nur dann unterschieden, wenn dies auf Grund wissenschaftlicher oder diagnostischer Sicht begründet ist.

psychischen und physischen Anstrengungen kommt es zu einer starken Verschlechterung des Zustands, der oft mit einer zeitlichen Verzögerung auftritt und über Tage andauern kann. Darüber hinaus sind bei einem Großteil der betroffenen Patienten weitere Beschwerden anzutreffen (siehe Tabelle 1).

Patienten beschreiben ihren Zustand oft wie bei einer starken Grippe. Der gesundheitliche Zustand wird meist nur als soweit kontrollierbar erlebt, dass eine kurzfristige Verschlechterung durch Belastungen und Aktivität vermieden werden kann. Die Folgen für betroffene Patienten sind meist gravierend, meist kommt es entweder zu starken Einschränkungen jeglicher Aktivität oder zu *Aktivitätsinseln*, d. h. eine bestimmte Tätigkeit wird, verbunden mit großen *symptomatischen Kosten*, erhalten. Der Beginn der Beschwerden kann in der Regel auf einen bestimmten Zeitraum festgelegt werden, wobei circa zwei Drittel der Patienten einen graduellen Verlauf über Wochen und das restliche Drittel einen akuten Beginn beschreiben. Über 80 % der betroffenen Patienten berichten von einem infektiösen Beginn, d. h. die Beschwerden fingen mit bzw. nach einer Infektion an.

1.3 Definitionsansätze

Auch wenn – möglicherweise auch gerade weil – Erschöpfung als Begriff gebräuchlich und als Symptom allgemein bekannt ist, fällt eine genaue Definition schwer. Es soll schon an dieser Stelle darauf hingewiesen werden, dass Erschöpfung immer subjektiv ist, d. h. es gibt keine objektiven Tests zum Nachweis von Erschöpfung (was nicht bedeutet, dass es keine objektiven Tests für mögliche *Ursachen* von Erschöpfung gibt!).

Erschöpfung als physiologisches Signal

Aus physiologischer Sicht erfüllt Erschöpfung, ähnlich wie Schmerz, eine bestimmte, physiologisch gesehen, sinnvolle Aufgabe, indem sie direkt oder indirekt ein Ruhe- bzw. Schonungsverhalten bewirkt. Erschöpfung ist zentraler Bestandteil des so genannten *sickness behaviors* (die deutsche Übersetzung mit *Krankheitsverhalten* ist hier irreführend, gemeint sind hier die durch pathophysiologische Prozesse induzierten Veränderungen des Verhaltens und Erlebens). Sehr deutlich lässt sich dies bei einer Infektion erkennen: Die dabei ablaufenden immunologischen Prozesse führen direkt und indirekt zu starker Erschöpfung und dem Bedürfnis nach Ruhe, Inaktivität und Schonung. Vereinfacht dargestellt dienen die dadurch freigestellten Energien der immunologischen Infektionsbekämpfung.

Erschöpfung ist in diesem Sinne ein unspezifisches Symptom, d. h. das Vorhandensein von Erschöpfung ist kein spezifischer Hinweis auf eine bestimmte Krankheit bzw. einen spezifischen pathologischen Zustand. Das Spektrum der möglichen Ursachen von Erschöpfung ist deshalb groß und reicht von Be- und Überlastungen über psychische Störungen bis hin zu organischen Krankheiten. Hervorzuheben ist auch, dass Erschöpfung nicht lokalisierbar bzw. keiner einzelnen Körperfunktion zuzuordnen ist, sondern eher als *genereller Zustand* empfunden wird. Wie schon angedeutet, haben sich die wiederholten Versuche, Erschöpfungszustände über vermutete Ursachen zu benennen, in der Vergangenheit als sehr problematisch erwiesen, da eine empirische Bestätigung der vermuteten Ursachen bislang fehlt (Tabelle 2).

Bisherige Annahmen zu Ursachen

Tabelle 2:
Bezeichnungen und angenommene Ursachen chronischer Erschöpfungszustände

Bezeichnungen*	
– Febricula (Sir R. Manningham, 1750) – Neurasthenie (G. Beard, 1869, ICD-10 F.48.0) – DaCosta Effort/Irritable Heart Syndrome (DaCosta, 1871) – Psychasthenie (S. Freud, 1895; ICD-10 F48.8) – Chronische Brucellosis (A. Evans, 1934) – *Epidemic neuromyasthenia* – *Iceland disease*	– Myalgische Enzephalomyelitis (Ramsay, 1956) – Hypoglykämie – Chronische Candidiasis – *Total allergy syndrome* – Chronic Epstein-Barr Syndrome (Tobi et al., 1982) – *Chronic immune deficiency syndrome* – *Yuppie flu* – Psychovegetatives Erschöpfungssyndrom
Bisher angenommene organischen Ursachen	
– Malaria – Influenza – Thyphus – Streptokokken – Brucellosen – Gelbfieber – Epstein Barr-Virus – Varizellen – Coxsackie B Virus – Human herpes Virus 6	– Lyme-Infektion – Hepatitis B Impfung – Retroviren – Amalgamvergiftung – Candida – Stoffwechselstörung – Vitaminmangel – Immunologische Dysregulationen – Endokrine Störungen – Dysregulation des Autonomen Nervensystems

Anmerkung: * Literaturangaben, sofern vorhanden

Kategoriale Unterscheidungsmerkmale

Die Definition von Erschöpfung als Symptom, Beschwerde oder Störung ist deshalb vor allem von der Ausprägung der Dauer, der Intensität und der Beeinträchtigung abhängig. Da bisherige epidemiologische Untersuchungen eher auf eine kontinuierliche Ausprägung von Erschöpfung deuten, stellt sich generell die Frage, ob diese Dimensionen überhaupt kategorial eingeteilt werden können. Dennoch kann anhand der Dimension „Dauer“ die Unterscheidung in akute (Tage bis Monat), andauernde (1 bis 6 Monate) und chronische Erschöpfung (> 6 Monate) getroffen werden.

Seit Beginn des „Revivals“ chronischer Erschöpfungszustände ab Mitte der 80er Jahre wurden mehrere Definitionen für chronische Erschöpfungssyndrome vorgeschlagen. Ähnlich wie im DSM und ICD wurden dabei auf ätiologische Annahmen und objektive Marker verzichtet, so dass die CFS-Diagnose lediglich auf der Symptompräsentation und der Differenzialdiagnostik beruht. Auch wenn die Unterschiede marginal sind, haben sich international die so genannten *Fukuda-* bzw. *CDC-Kriterien* von 1994 durchgesetzt (Fukuda et al., 1994, detaillierte Darstellung in Kapitel 3.1.2).

Aktuelle Definitionsansätze

Es soll kritisch darauf hingewiesen werden, dass die bisherige empirische Sachlage die generelle kategoriale Unterscheidung nicht zwingend unterstützt. Dieses Problem ist zwar kein spezifisches Problem der Erschöpfung, da auch z. B. Schmerzen, Depressionen und Ängste dimensional verteilt sind und trotzdem kategorial klassifiziert werden, es ist aber eine spezifische Folge dieses Problems, dass die Existenz chronischer Erschöpfung als Störungsbild generell in Frage gestellt und notwendige diagnostische und therapeutische Schritte dadurch erschwert werden.

1.4 Diagnostische Einordnung in DSM und ICD

Die im vorherigen Kapitel erwähnten Definitionen chronischer Erschöpfungssyndrome sind nicht in den Klassifikationssystemen DSM und ICD gelistet. Eine Einordnung in DSM und ICD kann aber anhand theoretischer Überlegungen erfolgen.

CFS ist eine somatoforme Störung

Die nosologische „Heimat" chronischer Erschöpfungszustände sind nach heutigem Verständnis prinzipiell die Somatoformen Störungen, verstanden als „*... das Vorhandensein von körperlichen Symptomen, die einen medizinischen Krankheitsfaktor nahe legen und die durch einen medizinischen Krankheitsfaktor, durch die Wirkung einer direkten Substanz oder einer anderen psychischen Störung nicht vollständig erklärt werden können*" (zitiert aus DSM-IV, S. 509) bzw. „*... körperliche Symptome ...(.)... die ... (.)... nicht körperlich begründbar sind*" (zitiert aus ICD-10, S. 183). Die diagnostischen Möglichen in DSM-IV und ICD-10 sind vielfältig (siehe Tabelle 3), aber nicht zufrieden stellend und möglicherweise auch eine Erklärung dafür, dass diese den Kriterien nach zutreffende Störungskategorie sowohl in der wissenschaftlichen Diskussion als auch der Behandlungsrealität relativ selten verwendet wird.

Möglichkeiten in DSM und ICD

Bemerkenswert sind die diagnostischen Möglichkeiten des ICD-10, welcher neben fünf möglichen F45.X-Codes, fünf weitere, sich gegenseitig ausschließende Störungsbezeichnungen vorsieht. Die Tatsache, dass auch die wissenschaftlich nicht haltbare und ätiologisch irreführende Bezeichnung *myalgische Enzephalomyelitis* weiterhin Berücksichtigung findet, veranlasste zu der Aussage, dass „*... diese Klassifikation des ICD-10 nicht dazu führt, die Welt zu einem bestimmten Zeitpunkt zu sehen* (zitiert aus Vorwort der englischen Ausgabe des ICD-10, S. 16), *sondern verhindert, die Welt so zu sehen wie sie ist*“ (frei übersetzt aus: David & Wessely, 1993).

Im DSM-IV ist die Undifferenzierte Somatoforme Störung das diagnostische Pendant des CFS und wird entsprechend als Äquivalenzdiagnose zur Neurasthenie des ICD-10 vorgeschlagen (DSM-IV, S. 515). Interessanterweise ist diese Störungskategorie die häufigste innerhalb der Somatoformen Störungen (Lieb et al., 2000), auch wenn (oder gerade weil) die diagnostische Spezifität gering ist.

Problematik somatoformer Störungen

Somatoforme Störungen definieren eine sehr heterogene Population betroffener Patienten. Die bisherigen Definitionen und klassifikatorischen Unterscheidungen sind nicht unkritisiert. Im Schatten dieser offiziellen Störungskategorie haben sich eine Vielzahl verschiedener Störungsbezeichnungen etabliert (u. a. Chronisches Erschöpfungssyndrom, Fibromyalgie (= generalisierte Muskelschmerzen), Colon irritabile, Chronische Unterbauchbeschwerden, Temporomandibuläres Syndrom), welche unter dem Oberbegriff *Funktionelle Somatische Syndrome* (FSS) oder *medically unexplained symptoms* (MUS) zusammengefasst werden (Wessely et al., 1999). Auch wenn zwischen diesen einzelnen Syndromen die Gemeinsamkeiten wohl größer als die Unterschiede sind, liegt ein Vorteil dieser Bezeichnungen darin, dass jeweils ein umfangreiches und spezifisches wissenschaftliches, diagnostisches und therapeutisches Fachwissen verfügbar ist.

Tabelle 3:
Mögliche Diagnosen chronischer Erschöpfungszustände nach DSM-IV und ICD-10

DSM-IV	
300.81	Somatisierungsstörung
300.81	Undifferenzierte Somatoforme Störung
307.8X	Schmerzstörung
389.81	Nicht Näher Bezeichnete Somatoforme Störung
ICD-10	
F45.0	Somatisierungsstörung
F45.1	Undifferenzierte Somatisierungsstörung
F45.4	Anhaltende somatoforme Schmerzstörung
F45.8	Sonstige somatoforme Störung
F45.9	Nicht näher bezeichnete somatoforme Störung
F48.0	Neurasthenie
F48.8	Psychasthenie
G93.3	Postvirales Ermüdungssyndrom (benigne myalgische Enzephalomyelitis)
Z73.0	Ausgebranntsein (Burn-out Syndrom)
R53.0	Erschöpfung und Schwäche/Unwohlsein und Ermüdung)

Lösungsansätze somatoformer Störungen

Die Unzufriedenheit mit den aktuellen DSM- und ICD-Definitionskriterien führte in der Vergangenheit auch zu (inoffiziellen) Subkategorien innerhalb der somatoformen Störungen, wie z. B. *Somatic Symptom Index*-4/6 bzw. *abrigded somatization disorder* (Escobar et al., 1989). Ein neuer und richtungsweisender Vorschlag stammt von Rief und Hiller (1999). Sie unterscheiden die *Polysymptomatische Somatoforme Störung* von der *Spezifischen Somatoformen Störungen* (siehe Tabelle 4). Eine ähnliche Unterscheidung konnte auch innerhalb der chronischen Erschöpfungszustände nachgewiesen werden, da ca. ein Drittel der chronisch erschöpften Patienten durch multiple körperliche Symptome, starke Beeinträchtigung, auffälliges Krankheitsverhalten (häufige Arztbesuche und Inaktivität) und hohe Komorbidität charakterisiert sind, wohingegen die restlichen zwei Drittel der Betroffenen eine eher umschriebene Anzahl charakteristischer körperlicher Symptome (Erschöpfung, Schmerzen und Konzentrationsprobleme) angeben (Hickie et al., 1995).

Abgesehen von dieser empirischen Bestätigung haben die klassifikatorischen Vorschläge von Rief und Hiller (1999) den Vorteil, dass die unter dem Sammelbegriff *Funktionelle Somatische Syndrome* geführten Störungsbilder (wie z. B. auch CFS) als Subtyp der Spezifischen Somatoformen Störung beibehalten werden können und verfügbares spezifisches ätiologisches, diagnostisches und therapeutisches Wissen verwendet werden kann.

Tabelle 4:
Vorschlag für diagnostische Kriterien Somatoformer Störungen von Rief und Hiller (1999)[3]

Polysymptomatische Somatoforme Störung	A. Mindestens sieben körperliche Symptome in mehreren Körperregionen ohne medizinische Erklärung B. Mindestens eines der folgenden psychologische Symptome: 1. Erhöhter Aufmerksamkeitsfokus auf körperliche Prozesse, 2. körperliche Empfindungen werden als Indikatoren einer vorliegenden Krankheit gedeutet, 3. Selbstkonzept als schwacher/nicht-belastbarer Mensch, 4. abnormales Krankheitsverhalten (häufige Arztbesuche oder starkes Vermeidungsverhalten) C. Körperliche Symptome verursachen starke Belastung oder Beeinträchtigung D. Bei vorliegender Komorbidität (z. B. Affektive oder Angststörungen) persistieren die körperlichen Symptome auch wenn keine affektiven oder Angstsymptome vorliegen
Spezifische Somatoforme Störung	A. Mindestens ein körperliches Symptom ohne medizinische Erklärung B. Starke Beeinträchtigung in mindestens zwei Lebensbereichen Subtypen: Konversionsstörung, Chronische Erschöpfung, Reizmagen/Reizdarm, Somatoforme Schmerzstörung

[3] Die vorgeschlagene Störungskategorie „Gesundheitsangststörung“ wird hier nicht aufgeführt.

Entsprechend gibt es auch zur Definition von chronischen Erschöpfungszuständen Forderungen nach Maximalkriterien, d. h. die Diagnose darf nur gegeben werden, wenn eine bestimmte Anzahl von Symptomen nicht *über*schritten wird, anstatt der bisherigen Minimalkriterien, d. h. die Diagnose darf nur vergeben werden, wenn eine bestimmte Anzahl von Symptomen nicht *unter*schritten wird (Wessely et al., 1997).

Maximal- anstelle von Minimalkriterien

1.5 Epidemiologie

Die Häufigkeit von Erschöpfungszuständen ist abhängig von der Dauer (akut, anhaltend, chronisch) und der untersuchten Population (Allgemeinbevölkerung, medizinische Grundversorgung, spezialisierte Ärzte und Fachkliniken). Betrachtet man nur den Teil der chronisch erschöpften Personen in der Allgemeinbevölkerung, welche die Diagnostischen Kriterien des CFS erfüllen, liegt die Prävalenz bei ca. 0.5 %. Im Gegensatz dazu sind chronische Erschöpfungszustände in spezialisierten stationären und ambulanten Einrichtungen sehr viel häufiger. Diese Zahlen beziehen sich eher auf das Erfüllen der betreffenden Kriterien und weniger auf die tatsächliche Vergabehäufigkeit einer solchen Diagnose (Tabelle 5). Die Inzidenz chronischer Erschöpfungszustände ist weit weniger untersucht, die Angaben dazu liegen in der medizinischen Grundversorgung für chronische Erschöpfung bei 3 bis 5 % und für CFS bei 0.4 %.

Prävalenz

Inzidenz

Tabelle 5:
Prävalenz von Erschöpfungszuständen in Abhängigkeit von Dauer und untersuchter Population

	Andauernde Erschöpfung (> 1 Monat)	Chronische Erschöpfung (> 6 Monate)	CFS
Allgemeinbevölkerung	17–29 %	1–18 %	0.2–0.5 %
Medizinische Erstversorgung	13–36 %	4–27 %	0.5–2.8 %
Spezialisierte Kliniken	>70 %	40 %	10–15 %

1.5.1 Chronische Erschöpfungszustände und Geschlechtszugehörigkeit

Die Geschlechtsverteilung liegt, gemittelt über verschiedene Untersuchungen, bei 1 zu 1.5 bis 2 (Männer zu Frauen). Diese erhöhte Prävalenz von Frauen ist zwar beeinflusst durch generelle und für die Erschöpfung relevante Geschlechtsunterschiede in Bezug auf Krankheitsverhalten und Depression sowie die so genannte Prävalenzverzerrung[4], sie kann aber dadurch nicht vollständig erklärt werden.

1,5- bis 2-mal mehr Frauen als Männer betroffen

1.5.2 Chronische Erschöpfungszustände und Alter

Erschöpfung ist eher selten in der Adoleszenz, bei Erwachsenen (Alter 18 bis 60 Jahre) scheint die Häufigkeit von Erschöpfung über alle Altersgruppen gleich verteilt zu sein. Im Gegensatz dazu liegt das Durchschnittsalter bei Beginn von chronischen Erschöpfungszuständen zwischen 25 und 40 Jahren. Eine generelle und zu erwartende Zunahme von chronischer Erschöpfung im Alter konnte in epidemiologischen Studien nicht konsistent nachgewiesen werden, wobei hier die Konfundierung durch die Zunahme organischer Krankheiten eine Rolle spielt.

1.5.3 Chronische Erschöpfungszustände und soziale Schicht

Keine *yuppie flu*

Entgegen der recht hartnäckig vertretenen Ansicht, dass chronische Erschöpfung eine *Krankheit der oberen Schichten* ist (*yuppie flu*!), lassen sich in der Allgemeinbevölkerung dafür keine Beweise finden. Vielmehr wird ein negativer sozioökonomischer Gradient beobachtet, d. h. die Angehörigkeit zu einer niedrigeren sozialen Schicht und ein niedrigeres Bildungsniveau sind mit einem höheren Ausmaß und größerer Häufigkeit von Erschöpfung assoziiert. Einen entgegengesetzten Einfluss der sozialen Schicht lässt sich hingegen in der Häufigkeit von chronischen Erschöpfungszuständen in den verschiedenen Ebenen der medizinischen Versorgung feststellen. Angehörige höherer sozialer Schichten suchen eher spezialisierte Ärzte und Fachkliniken auf, so dass dort entsprechende Patienten überrepräsentiert sind.

1.6 Verlauf und Prognose

Wie der Name besagt, ist der Verlauf der Störung chronisch. Auch wenn eine Diagnose faktisch schon nach 6 Monaten erfolgen kann und somit auch die Einleitung adäquater Maßnahmen möglich wird, berichten betroffene Patienten im Regelfall von sehr langen Diagnoselatenzen. Für chronische Erschöpfungszustände liegen keine empirischen Daten vor, jedoch lassen sich die für die Fibromyalgie berichteten Diagnoselatenzen von 5.4 Jahren (Müller et al., 2000) nach eigener Erfahrung auch auf chronisch Erschöpfte übertragen.

Hohe Diagnoselatenz

[4] Es besteht hierzu die Annahme, dass Frauen nicht häufiger, sondern vor allem länger erschöpft sind. Dadurch steigt die Wahrscheinlichkeit, dass eine Frau eher als erschöpft klassifiziert wird.

Wenngleich der Verlauf einer hohen inter- und intraindividuellen Variabilität unterliegt, können allgemeine Aussagen getroffen werden. Der Beginn der Erschöpfung ist meist zeitlich umgrenzt, d. h. betroffene Patienten können einen bestimmten Zeitraum angeben, in dem die Beschwerden angefangen haben, wobei 65 % der CFS-Patienten über einen graduellen (= innerhalb von Wochen bis Monaten) und 35 % über einen akuten (= innerhalb von Tagen) Beginn berichten. Bei genauer Exploration zeigt sich aber in der Regel schon vor dem wahrgenommenen Beginn der Störung eine Zunahme körperlicher Beschwerden wie z. B. Erschöpfung, erhöhte Infektanfälligkeit, Temperaturschwankungen und Schmerzen (Theorell et al., 1999).

Umschriebener Beginn

Der berichtete Beginn ist mehrheitlich mit einer akuten physiologischen oder psychischen Belastung (Infektion, Unfall, Operation, Arbeitsbelastung, Trennung vom Partner, Scheidung, Tod von Angehörigen, etc.) assoziiert. Vor allem Infektionen werden häufig als Auslöser angegeben, auch wenn in den meisten Fällen ein objektiver Nachweis dazu fehlt. Die Bedeutung von Infektionen als Auslöser chronischer Erschöpfungszustände zeigt sich auch in empirischen Untersuchungen. So konnte gezeigt werden, dass für den Beginn der Erschöpfungssymptomatik überzufällig häufig die Wintermonate angegeben werden. Es ist wichtig, hier nicht den Auslöser mit der Ursache gleichzusetzen; in mehreren prospektiven Studien konnte gezeigt werden, dass nicht die Art oder Stärke der Infektion, sondern vielmehr das Ausmaß der schon vor der Infektion vorliegenden psychischen Belastung eine anschließende chronische Erschöpfung vorhersagen (Wessely et al., 1995).

Akute Belastungen als Auslöser

Der Symptomverlauf unterliegt vor allem zu Beginn starken Intensitätsschwankungen, welche im weiteren Verlauf meist abnehmen. Als Ursachen dieses *Symptomplateaus* kann eine zunehmende Anpassung an die Beschwerden angenommen werden, d. h. über die Reduktion erfahrungsgemäß symptomverstärkender Faktoren, wie z. B. körperliche Aktivität, wird zwar eine gewisse Kontrolle über die Symptome erreicht, welche dann aber ein gleich bleibend hohes Niveau behalten. Die körperlichen Beschwerden unterliegen keiner generellen saisonalen Schwankung, bzw. werden saisonale Veränderungen der Beschwerden nur bei Patienten mit komorbiden depressiven Störungen beobachtet.

Zunehmende Stabilisierung im Verlauf

In verschiedenen prognostischen Studien konnten bei durchschnittlich 20 % der untersuchten Patienten starke Verbesserungen beobachtet werden, eine komplette Symptomfreiheit wird aber nur in Einzelfällen erreicht. Ungefähr die Hälfte der betroffenen Patienten weist keine Veränderungen auf, Verschlechterungen werden bei ca. 20 % beobachtet. Etwas optimistischer ist die Prognose für kurzfristigere Erschöpfungszustände, wobei jeweils ca. ein Drittel die komplette Symptomfreiheit, eine Verbesserung bzw. keine Veränderung erleben. Eine Verschlechterung wird nur in wenigen Fällen berichtet.

Deutliche Besserung im Verlauf bei nur 20 %

Diese absoluten Prozentangaben unterliegen einer sehr großen interindividuellen Variabilität, so dass im Einzelfall eine Prognose immer unter Berücksichtigung vorliegender Risikofaktoren erfolgen sollte. Tabelle 6 enthält eine Auflistung empirisch ermittelter Prädiktorvariablen für eine schlechtere Prognose.

Tabelle 6:
Prädiktorvariablen für eine schlechtere Prognose bei chronisch erschöpften Patienten (Joyce et al., 1997)

Demografische Merkmale	Weibliches Geschlecht, Arbeitslosigkeit, höheres Alter, niedriges Bildungsniveau, tiefes soziales Funktionsniveau, Angehörigkeit in Selbsthilfegruppe
Psychologische Merkmale	Prä- und komorbide psychische Störungen, somatisches subjektives Krankheitsmodell, Stress, besorgte/umsorgende Lebenspartner
Symptomatische Merkmale	Lange Dauer und starke Intensität der körperlichen Symptomatik, starke Funktionsbeeinträchtigung

Medizinische Parameter haben keine prognostische Relevanz

Hervorzuheben ist in diesem Zusammenhang, dass somatische Merkmale, wie z. B. Antikörper-Titer auf verschiedene Viren, immunologischer Status, Immunglobulin-Serologien und Leberfunktionen in keinem Zusammenhang mit der Prognose stehen.

1.7 Differenzialdiagnostik

Differenzialdiagnostische Abklärung oft nicht ausreichend

Erschöpfung ist kein spezifisches Symptom, d. h. das Vorhandensein von Erschöpfung ist nicht indikativ für eine konkrete und spezifische Erkrankung oder Störung. Die differenzialdiagnostische Unterscheidung von Erkrankungen und Störungen, welche sich in ihrer Ätiologie und Therapie unterscheiden, ist demnach ein wichtiger, wenn auch schwieriger Prozess. Dies zeigt sich u. a. auch daran, dass nur 40 % der chronisch erschöpften Patienten, deren Erschöpfung durch eine Achse I-Störung erklärt werden kann, eine entsprechende Diagnose bekommen und somit bei 60 % dieser Patienten die Einleitung adäquater therapeutischer Maßnahmen erschwert bzw. verhindert wird (Torres-Harding et al., 2002). In diesem Zusammenhang muss darauf hingewiesen werden, dass *„... Fehler in der Diagnostik meist nicht die Folge einer falschen Diagnose sind, sondern eher dadurch entstehen, dass man erst gar nicht nach psychischen Problemen fragt"* (frei übersetzt aus: Wessely et al., 1998). Generell sollte von der Diagnose CFS abgesehen werden, wenn eine andere psychische Störung die vorliegende Symptomatik besser beschreiben kann.

1.7.1 Affektive Störungen

Bipolare Störungen (Bipolare Störung I und II, Zyklothyme Störung und NNB Bipolare Störung) sind Ausschlussdiagnosen und relativ deutlich anhand des charakteristischen Vorhandenseins manischer bzw. hypomanischer Episoden vom CFS zu unterscheiden. Zwar kommt es auch bei chronisch Erschöpften zu kurzen Phasen von Symptomverbesserung und Überaktivität (kurzfristige Steigerung der Aktivität mit anschließender Symptomverschlechterung), diese erreichen aber nicht die Qualität und Intensität einer manischen bzw. hypomanischen Episode.

Depressive Störungen: Auf Grund der großen Überschneidung charakteristischer somatischer Symptome, wie Erschöpfung, Schlafstörungen sowie Konzentrations- und Gedächtnisprobleme ist eine klare und eindeutige Unterscheidung anhand dieser charakteristischen Merkmale problematisch. Deutlichere Unterschiede lassen sich in affektiven und kognitiven Aspekten aufzeigen. Schwere depressive Symptome, wie Wertlosigkeit, Schuldgefühle, Suizidgedanken, sind keine typischen Merkmale des CFS und sprechen für das Vorliegen einer Depressiven Störung. Entsprechend unterscheiden sich die Krankheitsattributionen, wobei CFS-Patienten auf somatische (chronische Infektion, Umwelteinflüsse, etc.) und depressive Patienten eher auf psychische Ursachen ihrer Probleme schließen (Moss-Morris & Petrie, 2001).

Kognitive und affektive Unterschiede

Neben diesen affektiven und kognitiven Aspekten unterscheidet sich das Chronische Erschöpfungssyndrom auch dadurch von depressiven Störungen, dass eine gewisse Unabhängigkeit zwischen psychischem Befinden und körperlichen Beschwerden vorliegt. Patienten mit CFS erleben auch in Phasen, in denen es ihnen „psychisch" gut geht, meist keine erkennbare bzw. akute Verbesserung ihres körperlichen Zustands. Auch werden langandauernde (d. h. 1 bis 2 Tage) Erschöpfungszustände nach normalen Anstrengungen (z. B. Einkaufen, einstündiger Spaziergang), wie sie bei Patienten mit CFS charakteristisch sind, bei Patienten mit depressiven Störungen weniger bzw. nicht in diesem Ausmaß beobachtet.

Symptomatische Unterschiede

1.7.2 Angststörungen

Panikattacken und Agoraphobie: Patienten mit CFS weisen sowohl symptomatische als auch verhaltensbezogene Ähnlichkeiten zu diesen beiden Angststörungen auf. Einerseits treten bei einer Panikattacke zahlreiche körperliche Symptome auf, welche auch von Patienten mit CFS berichtet werden (hier vor allem: Schwindel, Kälteschauer, Hitzewallungen, Zittern, Magen-Darm-Probleme), andererseits weist die Inaktivität und das Schonungsverhalten bei chronisch Erschöpften Ähnlichkeiten zum Vermeidungsverhalten bei der Agoraphobie auf. Differenzialdiagnostisch bedeutsam sind Hinweise auf den zeitlichen und räumlichen Bezug der Symptome, d. h.

Räumlicher und zeitlicher Bezug als Unterscheidungsmerkmal

treten die somatischen Beschwerden kurzfristig und abrupt auf und ist die Inaktivität auf bestimmte Aktivitäten bzw. umschriebene Orte bezogen, spricht dies eher für eine Angststörung.

Phobien unterscheiden sich entsprechend auch durch ihren Bezug zu einem umschriebenen Objekt oder einer umschriebenen Situation von CFS. Auch wenn Patienten mit CFS bestimmte Situationen vermeiden, weil diese mit einer möglichen Symptomverschlechterung assoziiert wird, unterscheidet sich dies vom phobischen Vermeidungsverhalten dadurch, dass dort eher die Situation und die unmittelbaren Konsequenzen in dieser Situation angstauslösend sind.

Zwangsstörungen: Patienten mit CFS beschäftigen sich intensiv mit den Ursachen und den Konsequenzen ihrer Beschwerden. Dies ist von Zwangsgedanken insofern zu unterscheiden, als dass diese von Zwangspatienten per Definition als unbegründet und übertrieben wahrgenommen werden. Auch sollte sich im Fall einer Zwangsstörung der Inhalt der wiederkehrenden Gedanken nicht auf eine andere vorliegende Störung (hier: CFS) beziehen. Bei starker Angst bzw. wiederkehrenden und belastenden Gedanken an einer ernsthaften organischen Erkrankung zu leiden (im Gegensatz zum Wunsch eine organische Ursache der Beschwerden zu haben) ist diagnostisch eher an Hypochondrie zu denken.

PTBS mit 1 % sehr selten

Posttraumatische Belastungsstörung: Auch wenn verschiedene körperliche Symptome bei Patienten mit Posttraumatischer Belastungsstörung auftreten und gezeigt werden konnte, dass traumatische Missbrauchserfahrungen bei Patienten mit somatoformen Störungen (Ehlert & Heim, 1998) und chronischer Erschöpfung (Taylor & Jason, 2002) häufig sind, kann dieser Zusammenhang bei Patienten mit CFS so nicht nachgewiesen werden, da einerseits die Prävalenz der Posttraumaischen Belastungsstörung beim CFS mit ca. 1 % niedrig ist (Natelson, 2001) und andererseits sexuelle und physische Missbrauchserfahrungen im Kindesalter keine spezifischen Prädiktoren eines CFS sind (Taylor & Jason, 2001). Abgesehen von diesen symptomatischen und ätiologischen Aspekten bestehen Ähnlichkeiten in Bezug auf den Beginn, der bei beiden Störungen meist mit einem akuten Ereignis assoziiert wird, welches aber im Gegensatz zum CFS bei der Posttraumatischen Belastungsstörung eindeutig als traumatisch erlebt wird und mit den emotionalen, behavioralen und physiologischen Symptomen in Beziehung steht.

1.7.3 Schlafstörungen

Primäre Schlafstörungen, d. h. Schlafstörungen, die nicht durch eine andere psychische Störung, eine medizinische Erkrankung oder die Einnahme einer Substanz erklärt werden können, müssen vom CFS unterschieden werden, da einerseits das Vorliegen bestimmter Subtypen der Primären bzw. Intrinsischen Schlafstörung nicht mit der Diagnosevergabe eines CFS kompatibel ist und insofern ein anderes Behandlungsvorgehen erfordern (siehe dazu:

Bachhaus & Riemann, 1999). Da die beiden Hauptsymptome Schläfrigkeit und Insomnie auch häufig von Patienten mit CFS berichtet werden, ist eine genaue Differenzialdiagnostik und gegebenenfalls eine polysomnografische Abklärung von Bedeutung.

Abklärung im Schlaflabor oft sinnvoll

1.7.4 *Medizinische Erkrankungen*

Patienten mit CFS nehmen ihre Beschwerden mehrheitlich als Anzeichen einer somatischen Erkrankung war. Eine generelle differenzialdiagnostische Unterscheidung anhand des Symptombildes, Patientenmerkmalen bzw. des Beschwerdeverlaufs ist ohne adäquate medizinische Abklärung nicht möglich. Umgekehrt bedeutet das Vorhandensein eines medizinischen Befundes nicht, dass alle Beschwerden des Patienten dadurch erklärbar sind. Entsprechend sollten einerseits in einem gestuften Vorgehen mögliche medizinische Ursachen untersucht und ausgeschlossen werden, andererseits sollten vorliegende auffällige somatische Befunde bzw. diagnostizierte Erkrankun,besprochen werden. Dabei sollte geklärt werden, ob und inwieweit vorliegende Befunde die Beschwerden erklären.

1.8 Komorbidität

Erschöpfung als unspezifisches Symptom

Erschöpfung ist unspezifisch, d. h. das Vorhandensein von Erschöpfung ist kein Anzeichen für eine bestimmte Ursache. Vielmehr kann Erschöpfung als grundsätzliches Merkmal des so genannten *sickness behaviours* (siehe S. 6) Ausdruck eines pathophysiologischen oder auch psychologischen Zustandes verstanden werden. Im Bezug auf eine nosologische bzw. diagnostische Einordnung ist diese Unspezifität insoweit problematisch, als bei vielen – wenn nicht bei allen – somatischen Erkrankungen und psychischen Störungen Erschöpfung als Symptom beobachtet werden kann. Dementsprechend ist die Komorbidität mit anderen Störungen hoch. Die Angaben zur Komorbidität sollen in Anlehnung an das multiaxiale System des DSM-IV gegliedert werden.

Exkurs 1: Psychische Störungen und chronische Erschöpfung – Folge, Ursache oder Kovariate?
Psychische Störungen als Folge von CFS
– Werden die psychischen Symptome als direkte Folge eines organischen Krankheitsfaktors verstanden, könnten die Angst- und Depressionssymptome als *Psychische Störung auf Grund eines Medizinischen Krankheitsfaktors* (DSM-IV: 293.XX) gewertet werden. Auch wenn neuere Studien zeigen, dass akute Erkrankungen, wie z. B. Infektionen, auch zu kurzfristigen depressiven Episoden führen können, ist der wissenschaftliche Nachweis einer organischen Ursache des CFS

nicht erbracht. Auch würde diese Annahme nicht erklären, warum betroffene Patienten schon vor Beginn ihrer Beschwerden eine erhöhte Prävalenz psychischer Störungen (ca. 50 %) aufweisen.

- Unabhängig von der vermuteten Ursache des CFS können die Depressionen und Ängste als Reaktion auf die psychosoziale Belastung einer chronischen Erkrankung betrachtet und so als *Anpassungsstörung* (DSM-IV: 309.XX) diagnostiziert werden. Gerade auf dem Hintergrund der prämorbiden Persönlichkeit dieser Störungsbilder sind maladaptive Anpassungen an die Belastungen und Veränderungen plausibel. Es muss aber beachtet werden, dass im direkten Vergleich mit körperlichen Erkrankungen, wie z. B. chronische neuromuskuläre Erkrankungen, Patienten mit CFS eine 2- bis 8fach höhere Prävalenz psychischer Störungen aufweisen. Zudem spricht der Befund, dass psychische Störungen entweder schon vor oder gleichzeitig mit dem Beginn der Erschöpfungssymptomatik einsetzen, gegen die Annahme einer Anpassungsstörung.
- Neben diesen eher ätiologischen Annahmen, besteht die Möglichkeit, dass die erhöhte Prävalenz psychischer Störungen ein *diagnostisches Artefakt* ist. Auf Grund der Unspezifität vieler Symptome des CFS kommt es zu symptomatischen Überschneidungen, so dass die diagnostische Entscheidung stark von den Annahmen des Diagnostikers beeinflusst ist: Es konnte gezeigt werden, dass je nach kausaler Attribution der vorliegenden Symptome bei CFS-Patienten die Häufigkeit einer Somatisierungsstörung entweder bei 0 % (Annahme einer organischen Ursache) oder bei 98 % (Annahme einer psychischen Verursachung) liegt (Johnson et al., 1996a).

Chronisches Erschöpfungssyndrom als Folge psychischer Störungen

- Von einem diagnostischen Gesichtspunkt präsentieren sich Depressionen und Ängste häufig somatisch, d. h. Patienten berichten hauptsächlich über somatische Symptome. Diese früher z. B. als „larvierte Depression“ bzw. *depressio sine depressione* bezeichneten Störungsbilder werden heute durch den Begriff der „Somatisierung“, d. h. psychische Belastungen physisch zu erleben und zu attribuieren, erklärt. Die Tendenz der Somatisierung ist dabei nicht auf diese Störungsbilder beschränkt, sondern vielmehr als ubiquitäres Phänomen bei akuten und chronischen Belastungen und psychischen Störungen zu sehen. Die Hintergründe einer somatischen Präsentation sind vielfältig und können von der Unfähigkeit der emotionalen Introspektion bis zur Abwehr möglicher eigener Verantwortung für erlebte Symptome (u. w.) reichen. Prospektive Untersuchungen konnten zeigen, dass bei schmerzfreien Personen die Tendenz psychische Belastungen zu somatisieren ein Risikofaktor für die subsequente Entwicklung chronischer Schmerzzustände darstellt.

– Die Betrachtung von CFS als Folge psychischer Störungen ist auch aus einer ätiologischen Perspektive interessant. Psychische Belastungen sind Risikofaktoren für die Entwicklung chronischer Erschöpfung und bedingen eine schlechtere Prognose. Als mögliche Ursachen dieser Zusammenhänge werden u. a. auch psychobiologische Veränderungen in Folge psychischer Belastungen diskutiert.
CFS und psychische Störungen als Kovariaten einer gemeinsamen Pathophysiologie
– Körperliche Erkrankungen können zu Symptomen führen, wie sie sowohl bei CFS als auch bei psychischen Störungen vorliegen. Es ist deswegen möglich, dass z. B. eine bisher noch unbekannte Virusinfektion kausal für die beobachteten körperlichen und psychischen Symptome verantwortlich ist. Es muss aber darauf hingewiesen werden, dass entsprechende empirische Befunde trotz zahlreicher Untersuchungen fehlen und physiologische Auffälligkeiten bei betroffenen Patienten eher als Folge psychischer und behavioraler Faktoren zu werten sind.

1.8.1 Achse I-Störungen

Erschöpfung und psychische Symptome bzw. Störungen sind eng miteinander assoziiert. In epidemiologischen Untersuchungen konnte gezeigt werden, dass zwischen dem Ausmaß psychischer Symptome und der Erschöpfung ein linearer Zusammenhang besteht, d. h. je größer das Ausmaß bzw. die Anzahl der psychischen Symptome, desto größer ist das Ausmaß der Erschöpfung (Pawlikowska et al., 1994). Die aktuelle und die Lebenszeit-Prävalenz psychischer Störungen ist bei Patienten mit CFS gegenüber Patienten mit vergleichbaren somatischen Erkrankungen deutlich erhöht. Diese Befunde führen zu der grundsätzlichen Frage, ob Erschöpfung überhaupt als distinktes Symptom, d. h. unabhängig von affektiven Störungen und Angststörungen, existiert. Es hat sich gezeigt, dass unter dimensionaler Betrachtung Erschöpfung zwar eng mit Depressions- und Angstsymptomen assoziiert ist (wenn auch nicht so eng wie Depressions- und Angstsymptome untereinander), dennoch Erschöpfung als ein unabhängiges bzw. eigenständiges Symptom anzusehen ist (Gillespie et al., 1999). Dementsprechend können bei ca. 1/4 bis 1/3 der betroffenen Patienten keine komorbiden psychischen Störungen diagnostiziert werden. Auch muss der zeitliche sowie der kausale Zusammenhang berücksichtigt werden (siehe dazu Kasten auf S. 17 ff.).

Linearer Zusammenhang Erschöpfung – psychische Symptome

1.8.1.1 Chronisches Erschöpfungssyndrom und Affektive Störungen

In der Mehrzahl der durchgeführten Studien lässt sich eine erhöhte Prävalenz affektiver Störungen bei Patienten mit CFS und chronischer Erschöpfung nachweisen. Wenngleich die Ergebnisse der durchgeführten Studien

Sehr hohe Komorbidität zu depressiven Störungen

nicht einheitlich sind, erfüllen bzw. erfüllten ca. 2/3 aller Patienten mit CFS auch die Kriterien einer depressiven Störung, wobei davon zwischen 20 bis 30 % aktuell und 50 bis 70 % über die Lebenszeit die entsprechenden Diagnosekriterien erfüllten.

Atypische Depression = CFS?

Problematisch ist die diagnostische Kategorie der Atypischen Depression. In der bisher einzigen empirischen Untersuchung zum Zusammenhang zwischen CFS und Depressiven Störungen mit Atypischen Merkmalen konnte gezeigt werden, dass nahezu alle Patienten mit einer komorbiden Depressiven Störung diese atypische Merkmale aufweisen. Ähnlich problematisch ist auch der Zusammenhang mit der Dysthymen Störung. Die Prävalenz der Dysthymen Störung ist bei *erschöpften* Personen 6- bis 10fach erhöht, wohingegen die Häufigkeit dieser Diagnose bei *chronisch* Erschöpften und Patienten mit *CFS* niedriger ist (Punktprävalenz: ca. 10 %, Lebenszeitprävalenz: ca. 20 %), so dass angenommen wird, dass die Dysthyme Störung eng mit chronischer Erschöpfung, jedoch weniger eng mit dem CFS assoziiert ist.

1.8.1.2 Chronisches Erschöpfungssyndrom und Angststörungen

Die Prävalenz von Angststörungen ist bei chronisch Erschöpften deutlich erhöht. Bei chronisch Erschöpften konnte mit ca. 10 % eine im Vergleich zur Normalpopulation deutlich erhöhte Prävalenz aktueller Panikstörungen festgestellt werden (Manu et al., 1991). Eine höhere Prävalenz wurde auch in Bezug auf die Generalisierte Angststörung berichtet. Im Vergleich zu einer Prävalenz von 12 % bei Patienten mit medizinischen Erkrankungen erfüllten 57 % der Patienten mit CFS die Kriterien für eine Generalisierte Angststörung (Fischler et al.; 1997).

1.8.1.3 Chronisches Erschöpfungssyndrom und Somatoforme Störungen

In Anbetracht der unter Kapitel 1.4 erwähnten diagnostischen Zuordnung chronischer Erschöpfungszustände in DSM und ICD, ist es nicht sinnvoll in diesem Zusammenhang von Komorbidität zu sprechen, da chronische Erschöpfungszustände Somatoforme Störungen *sind*. Da aber innerhalb der Somatoformen Störungen die verschiedenen Störungskategorien unterschiedlich gut auf chronische Erschöpfungssyndrome „passen“[5] und auch Einfluss auf das therapeutische Vorgehen haben, ist es sinnvoll die Präva-

Äquivalenzdiagnosen in DSM

[5] Unter „Besondere kulturelle, Alters- und Geschlechtsmerkmale“ (Undiff. Somatoformen Störung, DSM-IV, S. 515) wird angegeben, dass „… die ‚Neurasthenie‘ (…) nach DSM-IV als Undiff. Somatoforme Störung klassifiziert (wird) …“.

lenz Somatoformer Störungen zu betrachten. Die Mehrzahl der durchgeführten Studien untersuchte dabei die Punktprävalenz der Somatisierungsstörung, welche bei Patienten mit CFS im Durchschnitt bei 10 bis 20 % lag. Prävalenzschätzungen zu anderen Störungen innerhalb der Somatoformen Störungen liegen nicht vor.

Die Prävalenzangaben zur Somatisierungsstörung bestätigen die beschriebenen Befunde, dass ca. zwei Drittel aller chronisch Erschöpften verhältnismäßig wenige und eher charakteristische Symptome aufweisen, wohingegen das restliche Drittel der Patienten über viele und ungewöhnliche Beschwerden berichten und somit eher der Somatisierungsstörung bzw. der Polysymptomatischen Somatoformen Störung (siehe Tabelle 4) zuzuordnen sind.

1.8.1.4 Chronisches Erschöpfungssyndrom und Schlafstörungen

Patienten mit CFS berichten über Probleme beim Einschlafen, schlechte Schlafqualität, nicht erholsamen Schlaf sowie verstärkte Erschöpfungs- und Schmerzsymptome nach kurzen Schlafpausen (Morriss et al., 1993). Systematische Untersuchungen zeigen, dass primäre (DSM-IV) bzw. intrinsische (ICSD) Schlafstörungen bei *erschöpften* Personen häufig diagnostiziert werden (bis zu 60 %, Krupp et al., 1993). Dieser Sachverhalt ist jedoch so nicht auf Patienten mit *CFS* übertragbar, da einerseits primäre (DSM-IV) bzw. intrinsische (ICSD) Schlafstörungen[6] bei Patienten mit CFS nach adäquater Differenzialdiagnostik selten sind und vorliegende Schlafstörungen auf mangelnde Schlafhygiene und Inaktivität zurückzuführen sind (Morriss et al., 1997). Von größerer Bedeutung und mit bis zu 70 % entsprechend häufig sind Schlafstörungen im Zusammenhang mit einer Anderen Psychischen Störung (DSM-IV) bzw. extrinischen Schlafstörungen (ICDS).

Intrinsische Schlafstörungen: selten, extrinsische Schlafstörungen häufig

1.8.2 Achse II-Störungen: Chronisches Erschöpfungssyndrom und Persönlichkeitsstörungen

Angaben zur Prävalenz von Persönlichkeitsstörungen bei chronisch erschöpften Patienten sind schwierig, da im Vergleich zu entsprechenden Untersuchungen von Achse I-Störungen nur eine begrenzte empirische Befundlage vorhanden ist. Generell ist festzustellen, dass bei Patienten mit Somatoformen Störungen die Prävalenz von Achse II-Störungen deutlich erhöht ist (siehe Tabelle 7).

6 Narkolepsie und Schlaf-Apnoe-Syndrom sind Ausschlussdiagnosen.

In direkten Vergleichen zwischen Patienten mit Somatoformen Störungen und anderen Achse I-Störungen zeigte sich, dass Patienten mit Somatisierungsstörungen mit 72 % die höchste Achse II-Störungsprävalenz im Vergleich mit anderen Achse I-Störungen, welche durchschnittlich in 36 % der Fälle mit einer Achse II-Störung komorbid sind, aufweisen (Stern et al., 1993).

Entsprechend sind die Verhältnisse zwischen somatisierenden und „normalen" Patienten im Allgemeinkrankenhaus (59 % versus 29 % Prävalenz von Persönlichkeitsstörungen, Noyes et al., 2001). Auf Grund dieser hohen Komorbiditäten und der großen Ähnlichkeit bezüglich Verlauf, Dauer und Prognose wird angenommen, dass Somatoforme Störungen als Manifestationen von Störungen bzw. Dysfunktionen der Persönlichkeit, im Sinne *eines überdauernden Musters der Wahrnehmens, der Beziehungsgestaltung und des Denkens über die Umwelt und über sich selbst* (zitiert aus DSM-IV, S. 712) bzw. persistierender maladaptiver Bewältigungsstrategien, welche im Verlauf der Entwicklung erworben wurden, betrachtet werden können (Bass & Murphy, 1995).

Formale Überschneidung: Somatoforme Störungen und Persönlichkeitsstörungen

Tabelle 7:
Prävalenz von Persönlichkeitsstörungen bei Somatoformen Störungen

Somatoforme Störungen	Prävalenz von komorbiden Persönlichkeitsstörungen
Chronische Schmerzstörung	59–83 %
Hypochondrie	63 %
Körperdysmorphe Störung	65 %
Somatisierungsstörung	59–72 %

Die hohe Prävalenz früher traumatischer und/oder chronischer Belastungen bei somatoformen Patienten im Allgemeinen (Ehlert et al., 1999) und chronisch erschöpften Patienten (Cuykx et al.; 1998; Taylor & Jason, 2002) sowie die Ergebnisse einer Studie an jugendlichen Patienten mit CFS, bei der 56 % der Untersuchten die Kriterien einer gestörten Persönlichkeit erfüllten (Rangel et al., 2000), unterstützen diese Annahmen.

Bislang erfassten aber nur wenige Studien systematisch Achse II-Störungen bei erwachsenen Patienten mit CFS, wobei sich im Vergleich zu anderen Patientengruppen (Depressionen und Multiple Sklerose) keine Auffälligkeiten zeigten (Pepper et al., 1993) bzw. existierende Persönlichkeitsstörungen vor allem bei Patienten mit einer komorbiden affektiven Störung beobachtet wurden (Johnson et al., 1996b). Es muss festgehalten werden, dass bisher zu wenige Studien zu diesem wichtigen Thema durchgeführt wurden, um eine abschließende Bewertung vornehmen zu können. Anhand der vorliegenden Literatur kann angenommen werden, dass bei einem Großteil der Patienten mit CFS Auffälligkeiten in Persönlichkeitseigenschaften und Interaktionsverhalten vorliegen, welche auch ätiologische und therapeutische Relevanz haben.

1.8.3 Achse III-Störungen: Medizinische Erkrankungen

Die Definitionskriterien des CFS wie auch die in Tabelle 3 dargestellten Äquivalenzdiagnosen in ICD und DSM verlangen als gemeinsamen Nenner, dass nach adäquater medizinischer Untersuchung die berichteten Beschwerden nicht durch einen medizinischen Krankheitsfaktor erklärt werden können, bzw. dass bei vorliegendem medizinischen Krankheitsfaktor, dieser nicht die Art und das Ausmaß der Beschwerden erklären kann. Da praktisch alle erschöpften Personen bis zu dem Zeitpunkt, ab dem der Zustand als *chronisch* bezeichnet werden kann (d. h. ab 6 Monaten), zumindest einmal und meist mehrmals medizinisch untersucht worden sind und die Diagnose CFS mit vorgeschriebenen medizinischen Untersuchungen verbunden ist, ist die Prävalenz medizinischer Erkrankungen bei chronisch erschöpften Patienten mit bis zu 5 % niedrig. Es sollte jedoch die Gefahr einer Fehl- bzw. Falschdiagnose beachtet werden; d. h. es wird ein Chronisches Erschöpfungssyndrom anstelle einer vorliegenden medizinischen Erkrankung diagnostiziert. Zu nennen sind hier vor allem akute und chronische Infektionen, Narkolepsie, Schlaf-Apnoe-Syndrom, Intoxikationen und Autoimmunerkrankungen.

Fehl- und Falschdiagnosen

Problematisch ist in diesem Zusammenhang eher die nicht immer einheitliche Definition von medizinischen Erkrankungen und Krankheit[7]. Viele Patienten haben auffällige medizinische Befunde, wie z. B. unspezifische immunologische Veränderungen. Sind diese als Ursache der beobachteten Symptome zu werten? Noch schwieriger einzuschätzen sind Befunde, welche durch alternativ-medizinische bzw. nicht-schulmedizinische Verfahren festgestellt worden sind. Ohne dies grundsätzlich diskutieren zu wollen (bzw. zu können), ist anzumerken, dass viele dieser Methoden eher eminenz- als evidenzbasiert sind, was eine objektive Beurteilung erschwert. Grundsätzliche Entscheidungsinstanz sollte der medizinische Fachmann sein, welcher idealerweise auch über die Existenz somatoformer Störungen informiert sein sollte.

Unterscheidung: medizinische Befunde – medizinische Erkrankung

[7] Die im Englischen mögliche und sehr hilfreiche Unterscheidung von *illness* (= Krankheit), verstanden als die subjektive Wahrnehmung des Betroffenen, und *disease* (= Erkrankung), verstanden als die objektive nachweisbaren pathologischen Veränderungen, ist im Deutschen so leider nicht gebräuchlich.

2 Störungstheorien und -modelle

Keine unikausale Ursache nachweisbar

Die bisherige wissenschaftliche Auseinandersetzung mit chronischen Erschöpfungszuständen ist durch andauernde Spekulationen über deren Ätiologie gekennzeichnet, ohne dass es bislang gelungen ist, eine unikausale Ursache nachzuweisen oder einen allgemein anerkannten Konsens zwischen psychologischen und medizinischen Störungsmodellen zu erreichen. Das im Folgenden vorgestellte Störungsmodell ist deshalb ausdrücklich integrativ, d. h. bio-psycho-sozial. Zur besseren Verständlichkeit soll ein multidimensionales Störungsmodell anhand eines Fallbeispiels (siehe Kasten) beschrieben werden.

Fallbeispiel 2: Entstehung und Verlauf chronischer Erschöpfung – Ich habe eine chronische Virusinfektion!

Patient: Seit vier Jahren bin ich jetzt chronisch erschöpft, d. h. ich bin natürlich nicht nur erschöpft, ich habe auch starke Halsschmerzen, meine Lymphknoten sind oft geschwollen und mir tun nach Anstrengungen immer so die Gelenke und die Muskeln weh. Ich habe sehr viel über meine Krankheit im Internet gefunden, jetzt weiß ich wenigstens, dass es nichts Psychisches ist, sondern organisch. Leider ist das den meisten Ärzten nicht bekannt, so dass ich immer gegen deren Unwissen kämpfen muss.

Therapeut: Das muss ja sehr anstrengend für Sie sein. Bevor wir aber über die Ursachen sprechen, möchte ich ein wenig mehr über die Umstände erfahren wie das Ganze entstanden ist und wie der Verlauf seitdem war.

Pat: Das ist eine lange Geschichte …

Th: Ich würde mir gerne die Zeit nehmen, es ist wichtig, dass genau anzusehen.

Pat: Also, im Herbst 1998 habe ich mich selbstständig gemacht und so ab Januar 1999 fing es an. Zuerst dachte ich, dass es nur eine normale Grippe ist, ich hatte Halsschmerzen, starken Schnupfen und auch Fieber. Ich bin dann nicht zum Arzt, weil man ja nicht wegen jeder Grippe zum Arzt geht. Es ging dann auch wieder besser, aber seitdem hat sich was verändert. Ich war abends immer sehr müde und ging oft schon früh ins Bett, so gegen 21 Uhr. Eine Woche später fing es dann richtig an, ich war total fertig, auf der Arbeit konnte ich mich nicht mehr konzentrieren und ich hatte den ganzen Tag hohe Temperatur. Ich bin dann zum Arzt und der sagte, ich solle ins Bett und mal für eine Woche Pause machen. Das ging aber nicht, da wir im Geschäft gerade einen großen Auftrag hatten, da konnte ich nicht einfach fehlen. Ich habe dann Aspirin genommen und abends Vitamin C. Die Zeit war die Hölle, ich hab mich dann über vier weitere Monate gequält. Eigentlich war das nur Arbeiten und Schlafen.

Komischerweise gab es zwischendrin noch einige Tage, an denen es mir fast gut ging. Ich dachte dann immer, jetzt bin ich über den Berg, und hab dann versucht, die verschwendete Zeit aufzuholen, ich konnte mich ja nicht einfach hängen lassen! Leider habe ich mich da getäuscht, der Körper hat immer wieder zurückgeschlagen. Es war zum verrückt werden. Dann habe ich im Internet nachgesehen. Ich war total erstaunt, dass es so was wie das chronic fatigue syndrome (CFS) gab, dass hat mir ja keiner vorher gesagt! Ich habe dann auch im Internet einen spezialisierten Arzt gefunden. Da bin ich dann hin und der hat mir sofort gesagt, dass ich CFS habe. Er hat mir dann eine Therapie empfohlen, aber die Krankenkasse wollte das nicht zahlen und deswegen habe ich es nicht gemacht. Hätte ich es doch nur, dann ginge es mir bestimmt heute besser. Mein Hausarzt meinte, CFS gäbe es nicht, ich müsse halt mal einen Gang runterschalten und mehr entspannen. Auf der Arbeit gab es dann immer mehr Probleme, oft konnte ich nichts mehr machen. Im Juni wurde ich krankgeschrieben. Das war ein echter Schlag, ich war ja sonst der, der immer alles machte und da war, wenn es mal brannte. Es ging mir nicht gut. Meine damalige Freundin hatte dann auch mal bald genug, man kann es ja fast verstehen, ich war nicht mehr der, den sie von früher kannte. Meist stand ich erst gegen 11 Uhr auf, schon beim Zähneputzen musste ich mich auf den Boden setzen, so schwach war ich. Hunger hatte ich eher wenig, nach dem Frühstück ging es mir richtig schlecht und ich wurde total müde. Ich musste mich dann oft wieder hinlegen. Es war schrecklich, man kann sich das nicht vorstellen. Ich war ja immer ein Arbeitstier, alle dachten bestimmt, ich wäre faul, dabei hätte ich meinen rechten Arm für meine alte Energie gegeben. Die Krönung ist natürlich, dass mir niemand glaubt.

Th: Bitte sagen Sie mir, wenn es für Sie zu anstrengend wird. Sie haben ja gerade den Beginn beschrieben, wie ging es weiter?

Pat: Ja, wie ging es weiter? Gar nicht, würde ich sagen. Es blieb so. Anfangs konnte ich von meinem Erspartem leben, später habe ich mich in die Mühle der Berentung begeben. Nach vielen hin und her bekam ich die Diagnose „Depression". Das hat mich echt aufgeregt, aber ich habe lernen müssen, auch bittere Pillen zu schlucken. Lange Zeit ging nichts, ich habe mich mit den rechtlichen Streitereien wegen der Berentung rumgeschlagen, es gab so viele Gutachten, dass war der Horror. Jetzt lebe ich davon, eher schlecht als recht.

Th: Und wie sieht Ihr Leben heute aus?

Pat: Ja, nun, wie gesagt, seit ca. drei Jahren hat sich da nicht viel getan. Ich stehe meist gegen 10 Uhr auf, kann dann vielleicht eine halbe bis ganze Stunde etwas machen, aber nur die Post durchgehen, einkaufen ist schon zu viel. Ich esse dann mittags kaum etwas. Nachmittags lege ich mich wieder hin, ab 16 Uhr hab ich meinen „Arbeitstag", d. h. ich gehe einkaufen oder wasche die Wäsche und so. Abends versuche ich zu lesen, aber das geht oft nicht, weil die Augen wehtun oder ich mich einfach nicht konzentrieren kann. Ach ja, ich gehe alle vier Wochen zum Selbsthilfetreffen. Ansonsten habe ich wenig soziale Kontakte, ich telefoniere zwar noch oft mit meinen früheren Freunden, aber ich kann mit denen eigentlich nie weggehen, außer vielleicht ins Kino, aber die wollen ja oft noch anschließend was trinken, dass kann ich aber nicht mehr. Das ist auch so etwas, früher konnte ich eine Flasche Rotwein trinken, jetzt geht es mir nach einem Glas schlecht. (...)

Th: (...). Sie haben jetzt die lange Zeit seit Beginn der Beschwerden beschrieben. Wenn ich es richtig verstehe, war es am Anfang eher ein Auf und Ab und ab Sommer 1999 blieb es konstant?

Pat: Ja, irgendwie schon, ich habe es jetzt besser im Griff, d. h. ich kann Verschlechterungen vermeiden, aber ich kann nichts machen, damit es mir besser geht.

Th: Was genau machen Sie, damit es nicht schlechter wird?

Pat: Ich vermeide jede Anstrengung und habe gelernt, meine Grenzen enger zu setzen. Ich weiß ja, dass ich diesen Virus habe und so komisch es klingt, geht es mir jetzt mit diesem Wissen besser. Irgendwie weiß ich jetzt für mich, dass es nicht meine Schuld ist. Ich stamme aus einer sehr leistungsorientierten Familie, d. h. wir haben uns nie hängen gelassen, dass kennen wir nicht.

Th: Das würde mich jetzt noch interessieren, also, wie Sie früher waren, bevor das alles begann.

Pat: Ganz anders als heute! Ich habe immer meine Leistung gebracht, das können Sie mir glauben. Ich hatte einen riesigen Freundeskreis, jeden Abend war was los, Sport, in die Disco. Man konnte sich wirklich auf mich verlassen! Wenn jemand sagte, ich brauche am Sonntagmorgen z. B. diesen Bericht, dann war er am Samstagabend fertig. Ich war sehr ambitioniert und habe auch bei Wettkämpfen teilgenommen, im Karate war das. Auf der Arbeit wurde ich sehr respektiert, ich war immer da, nie krank, d. h. ich habe mich nie geschont, wenn ich mal ein bisschen Husten hatte oder so.

Th: Wie sind Sie mit diesen Anstrengungen umgegangen, hat Ihnen das alles nichts ausgemacht?

Pat: Eigentlich nicht, aber nachdem ich mich selbstständig gemacht habe, also im Herbst 1998, da habe ich schon gemerkt, dass mit mir etwas nicht stimmt. Ich war ja vorher noch im Urlaub in der Karibik, ich glaube, ich habe mir da was geholt, was keiner richtig kennt. Ich hatte jedenfalls oft abends Halsschmerzen und am Wochenende hatte ich ein paar Mal Kopfschmerzen und manchmal nach dem Mittag war mir schwindelig. Irgendwas war da komisch. Ich habe mir nichts dabei gedacht, war ja auch nicht so schlimm.

Th: Gab es denn zu dieser Zeit noch anderen Belastungen außer im Beruf?

Pat: Nun ja, mein Vater ist damals gestorben, wenn Sie das meinen. Ich sehe aber nicht, was das mit meinem CFS zu tun hat?!

Th: Momentan weiß ich das auch nicht, ich denke aber, es ist sinnvoll, soviel wie möglich in Erfahrung zu bringen. Ich möchte versuchen Ihren Zustand zu verstehen und da ist jede Information wichtig. Dazu würde ich auch noch gerne mehr darüber wissen, wie Sie Ihre Krankheit verstehen?

Pat: Ja eben, ich weiß aus dem Internet und den Untersuchungen bei Herrn Dr. X, dass ich eine chronische Virusinfektion habe. Leider wird CFS nicht akzeptiert und deswegen weiß man noch so wenig darüber. Es gibt deswegen noch kein Gegenmittel, aber man kann durch die Immuntherapie XY natürlich schon was erreichen. Leider zahlt das die Krankenkasse nicht! Es ist wirklich zum Verzweifeln, die Krankheit ist real, in Amerika ist sie vollkommen anerkannt, nur hier nicht, nur weil die hier keine Ahnung haben!

Th: Wie kam es denn zu dieser Infektion und warum bleibt diese so lange erhalten?

Pat: Keine Ahnung, woher soll ich das wissen! Ich bin doch kein Arzt! Aber ich weiß, dass mein Immunsystem jetzt kaputt ist.

Th: Sie haben sich ja mehrmals medizinisch untersuchen lassen. Was kam denn dabei raus?

Pat: Das ist ja das Gemeine! Nichts, laut Schulmedizin bin ich gesund, aber was weiß die Schulmedizin denn schon! Der wäre es doch am liebsten, uns gäbe es nicht, wir sind denen ein Dorn im Auge. Es wird zwar zugegeben, dass da komische Werte sind, aber es wird dann behauptet, dass könnte nicht meine Symptome erklären. Ich habe eigentlich schon jeden Spezialisten aufgesucht: Psychiater, Neurologen, Infektiologen, Rheumatologen, Internisten, Ernährungsberater, Geistheiler, chinesische Medizin, ich war überall und habe alles gemacht – geblieben ist CFS.

Die Angaben des beschriebenen Patienten zu Entstehung, Verlauf, Umgang und Konsequenzen sowie zum subjektiven Krankheitsmodell geben Hinweise auf eine *zeitliche* Unterscheidung prädisponierender (= Anlage), auslösender und aufrechterhaltender Faktoren sowie eine *inhaltliche* Unterscheidung von psychologischen, sozialen und biologischen Aspekten und Prozessen (siehe Tabelle 8).

Zeitliche und inhaltliche Unterscheidung

Im Folgenden soll die Interaktion dieser Faktoren und Prozesse anhand empirischer Befunde und theoretischer Überlegungen zuerst für die psychologischen Zusammenhänge in einem kognitiv-behavioralen Ätiologiemodell beschrieben und dann in einem zweiten Schritt unter Berücksichtigung somatischer Systeme zu einem psychobiologischen Ätiologiemodell erweitert werden.

Tabelle 8:
Zeitliche und inhaltliche Unterscheidung relevanter Prozesse und Faktoren (siehe Fallbeispiel 2)

	Anlage	Auslöser	Aufrechterhaltung
Biologische Faktoren	Bisher nicht bekannt	Infektion	Inaktivität Schlafprobleme
Psychologische Faktoren	Leistungsmotivation Rigide Zielsetzung Tendenz zur Selbstüberforderung	Tod des Vaters Arbeitsüberlastung Maladaptives Coping	Subjektive Krankheitsannahmen Hoffnungslosigkeit Frustration Maladaptives Coping
Soziale Faktoren	Elterliche Anerkennung über Leistung	Hohe Anforderungen durch Umfeld Beziehungsprobleme	Fehlen von sozialer Unterstützung Arbeitslosigkeit Iatrogene Chronifizierung

2.1 Kognitiv-behaviorales Ätiologiemodell

Aus der kognitiv-behavioralen Perspektive interessieren diejenigen Faktoren, welche auf die Entstehung und den Verlauf Einfluss genommen haben bzw. nehmen. Diese Sichtweise geht nicht von einer *ausschließlich* psychischen Genese des CFS aus, sondern soll vielmehr so verstanden werden, dass prinzipiell bei allen Krankheiten und Störungen das individuelle Erleben, Verstehen, Verhalten und Bewältigen einen Einfluss auf die jeweilige Krankheit oder Störung haben.

AAA-Modell

Aktuelle kognitive-behaviorale Modelle zur Erklärung von CFS unterscheiden verschiedene zeitliche Phasen und berücksichtigen die Interaktion zwischen kognitiven, emotionalen und behavioralen Faktoren. Diese Unterscheidung basiert auf dem so genannten *A*nlage, *A*uslöser, *A*ufrechterhaltung-(AAA)-Modell, welches anhand von Ergebnissen qualitativer Interviews an 100 CFS-Patienten entwickelt wurde (Surawy et al., 1995).

2.1.1 Anlage

2.1.1.1 Persönlichkeit

CFS-Patienten beschreiben ihre prämorbide Persönlichkeit als sehr leistungsorientiert und perfektionistisch (vgl. Kasten S. 24 ff.). Die Ziele in beruflichen, sozialen und persönlichen Bereichen werden sehr hoch angesetzt.

Zur Erfüllung dieser Ansprüche sind eine normale Anstrengung und Leistungsbereitschaft oft nicht ausreichend, so dass viele Patienten sich vor Beginn ihrer Beschwerden als *workaholics* und *200 %-Menschen* bezeichnen. Auch wenn die Validität dieser Patientenberichte kritisch hinterfragt werden muss, da sie auch als Schutz vor einer psychiatrisch-psychologischen Stigmatisierung angesehen werden kann (im Sinne von: *Wer so hart gearbeitet hat, bildet sich seine Symptome doch nicht ein!*), bestätigen Ergebnisse empirischer Untersuchungen dieses Bild. Patienten mit CFS unterscheiden sich von gesunden Kontrollpersonen durch negativen Perfektionismus, definiert durch die Angst vor eigenen Fehlern (*Wenn ich etwas nicht richtig mache, werden mich andere Personen nicht respektieren*), Zweifel an den eigenen Handlungen (*Sogar wenn ich etwas sehr sorgfältig mache, habe ich das Gefühl, dass es nicht ganz richtig ist, was ich mache*) und eigene Insuffizienzgefühle, sowie einer starken Orientierung an der Beurteilung durch das soziale Umfeld (White & Schweitzer, 2000). Diese Ausrichtung auf hohe Leistungsbereitschaft und Zielerreichung ist bei Patienten mit CFS auch im Vergleich mit organisch Kranken und depressiven Patienten deutlich erkennbar (Van Houdenhove et al., 1995). Die zu Grunde liegenden motivationalen Schemata beziehen sich inhaltlich auf das unbedingte Erreichen von Zielen bzw. Angst vor Versagen, das Befriedigen der (angenommenen) Ansprüche Anderer und auf das Vermeiden von Schwäche bzw. der dahinter liegenden Angst vor Zurückweisung. Auf der Grundlage qualitativer Patientenberichte werden der elterliche Erziehungsstil bzw. die familiären Sozialisierungsaspekte als mögliche Entstehungsbedingungen solcher dysfunktionalen Schemata angenommen (Surawy et al., 1995). Patienten beschreiben, dass die Anerkennung durch die Eltern an das Erreichen der elterlichen Erwartungen, Zielsetzungen und hohen Leistungsstandards gebunden war und dass auf die Äußerung von Problemen oder negativen Gefühlen mit Ablehnung und/oder Schuldzuweisung reagiert wurde.

Empirische Untersuchungen zu Persönlichkeit

Motivationale Schemata

Vermutete Entstehungsbedingungen

2.1.1.2 Psychische Störungen

Wie schon im Exkurs 1 (S. 17) beschrieben, ist eine klare diagnostische und nosologische Trennung von CFS und psychischen Störungen (hier vor allem: Affektive Störungen und Angststörungen) schwierig. Auch wenn nicht alle Patienten mit psychischen Störungen chronische körperliche Beschwerden entwickeln, sind prämorbid vorliegende psychische Störungen ein wichtiger Risikofaktor für die Entwicklung von chronischer Erschöpfung. Beispielsweise konnte in einer prospektiven Studie an 1.985 Patienten aus der medizinischen Grundversorgung, in der bei den Patienten entweder eine Infektion oder eine andere medizinische Erkrankung diagnostiziert wurde, gezeigt werden, dass das Vorliegen psychischer Störungen bzw. psychischer Belastungen *vor* dem Beginn der körperlichen Erkrankung der wichtigste Prädiktor für die Entwicklung chronischer Erschöpfungszustände war (Wessely et al., 1997). Dieser Effekt scheint unabhängig vom Typ oder der Inten-

Prämorbide psychische Störungen als Risikofaktor chronischer Erschöpfung

sität der vorliegenden somatischen Erkrankung zu sein, da entsprechende Befunde zum Beispiel auch bei anderen Infektionstypen, wie z. B. viraler Meningitis, vorliegen (Hotopf et al., 1996).

2.1.1.3 Traumatisierung und Missbrauch

Psychosoziale Risikofaktoren in Kindheit und Jugend, wie elterliche Konflikte, psychische oder somatische Erkrankungen der Eltern, sexueller und/oder körperlicher Missbrauch, etc., können unmittelbar und/oder mit zeitlicher Latenz, indirekt und/oder direkt und über psychologische, soziale und/oder biologische Prozesse zur Entstehung psychischer, psychosomatischer und körperlicher Erkrankungen und Störungen beitragen (zur Übersicht: Egle et al., 1997). Die Prävalenz dieser psychosozialen Risikofaktoren bei Patienten mit Funktionellen Somatischen Syndromen ist generell erhöht (Chronische Unterbauchbeschwerden: Ehlert & Heim, 1998; Colon irritabile: Walker et al., 1995; Fibromyalgie: Walker et al., 1997). Patienten mit CFS hingegen zeigen im Vergleich zu gesunden Personen und zu Patienten mit somatischen Erkrankungen keine signifikant erhöhte Prävalenz von sexueller Belästigung oder Missbrauch, wohl aber eine stark erhöhte Prävalenz emotionaler Vernachlässigung, im Sinne von *Ich wurde oft allein gelassen*, *Ich habe nie Liebe/Zuneigung erfahren* (48 %), emotionaler Belastung im Sinne von *Ich wurde abschätzig behandelt*, *Ich wurde grundlos schlecht behandelt* (38 %), körperlichen Missbrauchs im Sinne von *Ich wurde oft geschlagen* (23 %, Van Houdenhove et al., 2001), psychischer Störungen in der Herkunftsfamilie (52 %) und chronischer Familienkonflikte (44 %, Ware, 1993).

Aversive Sozialisationsbedingungen

Interessanterweise waren diese negativen Erfahrungen, wie bei den Vergleichsprobanden, nicht auf die Kindheit und frühe Jugend beschränkt, sondern wurden über die ganze Lebensspanne wahrgenommen. Dieser Befund steht einerseits in enger Beziehung zu den angenommenen Entstehungsbedingungen motivationaler Schemata, andererseits können diese Schemata, die das Erleben und Verhalten in verschiedenen Situationen beeinflussen, wiederum erklären, warum die negativen Erfahrungen über die Zeit und verschiedene Situationen persistieren. Auf diesem Hintergrund und der in Kapitel 2.1.1.1 angesprochenen motivationalen Schemata soll auch noch einmal auf die Beziehung von Persönlichkeitsstörungen und Somatoformen Störungen i. w. S. und CFS i. e. S. verwiesen werden (siehe dazu auch Kapitel 1.8.2). Ohne Persönlichkeitsstörungen und Somatoforme Störungen inhaltlich gleichzusetzen, weisen die grundlegenden Muster von Persönlichkeitsstörungen, verstanden als *tief verwurzelte, anhaltende Verhaltensmuster, die sich in starren Reaktionen auf unterschiedliche persönliche und soziale Lebenslagen zeigen* (zitiert aus ICD-10, S. 225), formale Ähnlichkeiten zu den prämorbiden, maladaptiven Verhaltensweisen chronisch Erschöpfter in dem Sinne auf, dass *die Haltungen, Gefühle und Verhaltenswei-*

sen, welche die somatoforme Störung kennzeichnen, Folgen einer Störung bzw. Dysfunktion von wichtigen Bereichen der Persönlichkeit sind (übersetzt aus: Bass & Murphy, 1995, S. 423–424).

2.1.2 Auslösung

Der Großteil der betroffenen Patienten gibt den Beginn der Beschwerden in einem umschriebenen Zeitraum bzw. nach einem auslösenden Ereignis an. Im Vordergrund der Berichte stehen dabei bei Patienten mit CFS körperliche Erkrankungen wie z. B. Infektionen. So gaben in einer retrospektiven Befragung von 134 CFS-Patienten 72 % einen infektiösen Beginn an, jedoch wurde nur bei 7 % tatsächlich eine Infektion zu Beginn objektiv nachgewiesen. Einen nicht-infektiösen Beginn, beispielsweise durch einen Unfall oder eine Operation, gaben 28 % der Befragten an (Salit, 1997). Wenngleich der Beginn meist als akut und plötzlich wahrgenommen wird, lassen sich schon vor dem eigentlichen Beginn der Störung bestimmte somatische Beschwerden (Erschöpfung, Schmerzen, Fieber, Infektionserkrankungen und Temperaturerhöhungen) sowie eine erhöhte Stressbelastung feststellen. In einer retrospektiven Untersuchung an 46 Patienten mit CFS konnte gezeigt werden, dass bereits ein halbes Jahr vor dem eigentlichen Beginn der Störung Erschöpfungs- und Schmerzsymptome sowie eine erhöhte Körpertemperatur beobachtbar waren. Während dieser Zeitspanne kam es im Vergleich zu einer gesunden Kontrollgruppe zu einer Zunahme kritischer Lebensereignisse, vor allem in den Bereichen *Berufliche Konflikte*, *Ehetrennung* und *Zunahme von beruflicher Belastung* (Theorell et al., 1999). Auf dem Hintergrund der prädisponierenden Persönlichkeit führen diese Belastungen zu einer Aktivierung der angesprochenen dysfunktionalen Schemata (*Warum schaffe ich es nicht?*, *Ich muss mich mehr anstrengen!*, *Ich darf nicht versagen!*) und entsprechenden behavioralen und emotionalen Reaktionen. Auf Grund der weiteren Zunahme der Erschöpfung führen diese Reaktionen nicht zu einer Lösung des Problems, sondern begünstigen dessen weitere Eskalation. Unter dieser Perspektive sind beispielsweise Infektionen nicht die ausschließliche Ursache für die chronische Erschöpfung, wohl aber deren Auslöser. Der von Patienten meist beschriebene infektiöse Beginn der Beschwerden ist in dieser Hinsicht nicht das Abbild des tatsächlichen zeitlichen Ablaufs.

Infektionen als Ursache?

Belastungen vor Beginn

Die geschilderten Untersuchungsergebnisse sprechen dafür, dass der Beginn graduell ist und die Intensität der Beschwerden parallel zu dem Ausmaß psychosozialer Belastungen ansteigt. Die angenommene ausschließliche Auslösung durch eine Infektion ist dabei einerseits durch einen Gedächtniseffekt zu erklären, bei dem ein bestimmter Auslöser, z. B. eine Infektion, als salientes Ereignis am ehesten erinnert und mit dem Beginn der Beschwerden gleichgesetzt wird. Andererseits erfüllt eine somatische Attribution (*Ich muss körperlich krank sein*) auch die Funktion, dass die Verursachung des wahrgenommenen Scheiterns der eigenen Person auf eine somatische Ursache übertragen werden kann *(Ich kann nichts dafür, dass es mir so geht; Ich habe keine Depression, ich habe einen Virus)*.

2.1.3 Aufrechterhaltung

Nach einem solchen Beginn stellt sich zwangsläufig die Frage, warum die Beschwerden persistieren und letztendlich chronifizieren. Nur bei einem sehr geringen Teil (im Durchschnitt unter 10 %) der chronischen Verläufe

Risikofaktoren

kommt es zur Spontanremission. Die empirisch ermittelten Risikofaktoren für eine schlechte Prognose umfassen bestehende subjektive Krankheitsmodelle und damit assoziiertes Krankheitsverhalten, psychische Störungen und soziale Faktoren.

2.1.3.1 Subjektive Krankheitsmodelle und Bewältigungsverhalten

Die subjektive Repräsentation des eigenen Gesundheitszustandes determiniert die emotionalen und behavioralen Konsequenzen sowie die individuellen Bewältigungsversuche und hat somit auch indirekt Einfluss auf die Leistungsfähigkeit und die Wahrscheinlichkeit einer Verstärkung bestehender Symptome (Abbildung 2).

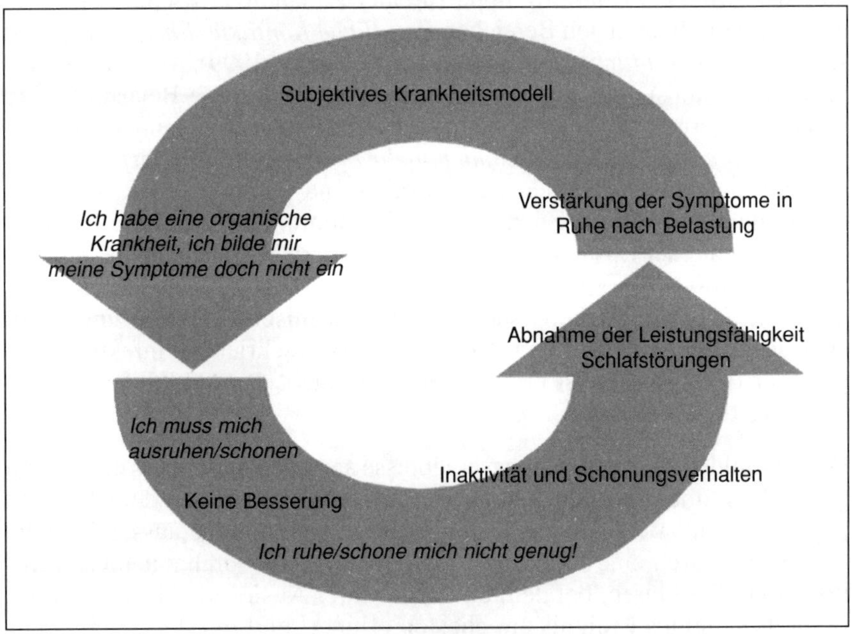

Abbildung 2:
Auswirkungen subjektiver Krankheitsmodelle auf das Krankheitsverhalten

Die Bedeutung subjektiver Krankheitsmodelle konnte in mehreren Studien belegt werden. Beispielsweise wurde in einer prospektiven Untersuchung an 144 CFS-Patienten gezeigt, dass das Ausmaß der funktionellen Beeinträchtigung ein Jahr nach der Erstuntersuchung bei Annahme einer organischen Ursache der Beschwerden 3,9fach, bei Einschränkung von Aktivität 3,2fach und bei Zugehörigkeit zu einer Selbsthilfeorganisation (welche in diesen Fällen eine somatische Ursache chronischer Erschöpfung propagierte) 7,8fach erhöht war (Sharpe et al., 1992). Die Bedeutung subjektiver Krankheitsannahmen und der damit zusammenhängenden Verhaltensweisen zeigt sich auch darin, dass eine Verringerung der Erschöpfungssymptomatik durch eine kognitiv-verhaltenstherapeutische Behandlung bei Patienten mit CFS durch die Veränderung des Aktivitätsniveaus und der Krankheitsattribution beeinflusst wird (Bonner et al., 1994; Deale et al., 1998). Entsprechend konnte gezeigt werden, dass die Zugehörigkeit zu einer Selbsthilfeorganisation, die in der Regel eher von einer Aktivitätssteigerung abraten, mit einem schlechten Therapieerfolg ein Jahr nach einer Kurzzeit-Psychoedukation assoziiert ist (Bentall et al., 2002). Die direkten und indirekte Folgen chronischer Inaktivität und einer entsprechend veränderten Tagestruktur sind vielfältig und umfassen Beeinträchtigungen der Schlafarchitektur bzw. Schlafqualität, Veränderungen autonomer und hormoneller Regulationen, veränderter Herzkreislauffunktionen und Veränderungen metabolischer Prozesse (White, 2000, siehe dazu auch Kapitel 2.2).

Konsequenzen subjektiver Krankheits-modelle

2.1.3.2 Psychische Störungen und Belastungen

Das Ausmaß psychischer Störungen und Belastungen bei CFS-Patienten ist im Vergleich zur Normalpopulation und zu Patienten mit somatischen Erkrankungen mit vergleichbarer Symptombelastung und Funktionsbeeinträchtigung deutlich erhöht. Das Vorhandensein psychischer Störungen bzw. psychischer Belastungen ist generell ein Risikofaktor für eine verzögerte Genesung bzw. einen schlechteren Verlauf auch von körperlichen Erkrankungen, so dass es nicht überrascht, dass ein ähnlicher Zusammenhang auch bei CFS beobachtet wird. Beispielsweise ist das Ausmaß der funktionellen Beeinträchtigung bei Vorliegen einer psychischen Störung zum Zeitpunkt der Erstuntersuchung im Verlauf über ein Jahr 4,4fach erhöht (Sharpe et al., 1992) und das Vorliegen einer psychischen Störung vor Beginn einer Kurzzeit-Psychoedukation ist assoziiert mit einem schlechteren Therapieergebnis im *follow-up* (Bentall et al., 2002).

2.1.3.3 Soziale Faktoren

Patienten erleben ihre Symptome nicht nur „für sich“. Die erlebten Symptome haben Auswirkungen auf die Interaktion mit der Umwelt, werden von dieser wahrgenommen und beurteilt. Das Erleben und die Wahrnehmung der Beschwerden im sozialen Kontext wird, in Anlehnung an die *Psycho-*

Soziomatik

somatik, unter dem Begriff der *Soziosomatik* geführt (Kleinman, 1986). Inhaltlich zu nennen sind die Auswirkung auf die Arbeitsfähigkeit, Stigmatisierung und iatrogene Prozesse.

Auswirkung auf die Arbeitsfähigkeit: Die erlebten Symptome und deren unkontrollierbarer Verlauf beeinträchtigen die Arbeitsfähigkeit und führen zu Anpassungsstrategien, um einerseits negative Folgen (wie z. B. Arbeitslosigkeit) abzuwehren und andererseits auch bestimmte soziale Positionen und Rollenzuschreibungen (*Arbeitstier, Perfektionist*) aufrecht zu erhalten. Die verwendeten Anpassungsstrategien (*Eigentlich war das nur Arbeiten und Schlafen,* siehe Fallbeispiel 2) führen zwar kurzfristig zum Erhalt einer sozialen Rolle (→ Arbeit), langfristig sind diese Bewältigungsversuche jedoch als maladaptiv einzuschätzen, da sie das Risiko, den Kontakt zu einem „normalen" Leben zu verlieren, erhöhen und somit eine Chronifizierung begünstigen (Ware, 1998).

Konsequenzen empfundener Stigmatisierung

Stigmatisierung: Nach Ausschluss einer körperlichen Ursache bleibt meist nur die aus- bzw. unausgesprochene Vermutung einer psychischen Genese. Dies wird vom Patienten unter Umständen jedoch als Hinweis verstanden, *verrückt zu sein oder zu simulieren* (White & Moorey, 1997). Die wahrgenommene Stigmatisierung ist eng verbunden mit subjektiven Krankheitsmodellen (Kap. 2.1.3.1) und führt zu einer teilweise heftigen Abwehr psychischer Annahmen. Die Tatsache, dass betroffene Patienten in ihrer langen Krankheitsgeschichte Dutzende von Ärzten aufgesucht haben bzw. weiterhin aufsuchen, aber oft nie einen Psychiater oder Psychotherapeuten, ist auf diesem Hintergrund nachvollziehbar. Die Versuche, eine psychiatrisch-psychologische Stigmatisierung zu verhindern, bestehen zum Beispiel darin, die Möglichkeiten der Schulmedizin grundsätzlich in Frage zu stellen und das CFS als Paradebeispiel des Versagens der Wissenschaft darzustellen. Deshalb erleben sich betroffene Patienten oft als missverstandene und falsch behandelte Opfer des „Systems". Patientenorganisationen treten entsprechend vehement für eine organische Definition und Bezeichnung ein (z. B. *chronic immune deficiency syndrome* anstelle des ätiologieneutralen *chronic fatigue syndrome*), psychiatrisch/psychologische Forscher und Forschungsbefunde werden diskreditiert, von der Teilnahme an wissenschaftlichen Untersuchungen mit psychologisch/psychiatrischer Fragestellung wird abgeraten und bekannte Betroffene wie z. B. Cher, Keith Jarret, Florence Nightingale zu CFS-Ikonen stilisiert. Ohne die tatsächliche individuelle und auch wissenschaftliche Problematik in Frage zu stellen, sind solche sozialen Prozesse problematisch, da sie dazu führen, dass der Nachweis bzw. die Verteidigung einer organischen Ursache zu einem wichtigen Bestandteil der sozialen Interaktion werden und letztendlich den Weg in die Chronizität im Sinne von *„Wer beweisen muss, das er krank ist, kann nicht gesund werden"* definieren.

Dieses Verhalten hat auch Auswirkungen auf die Beziehung zwischen Arzt und Patient. Eine schlechte bzw. problematische Arzt-Patient-Beziehung ist sozusagen ein (inoffizielles) Definitionskriterium und meist Folge einer unterschiedlichen Zielsetzung zwischen Patienten und Ärzten. Behandelnde Ärzte nehmen psychosoziale Faktoren als Ursache bzw. Bedingungsfaktor an, wohingegen Patienten von einer organischen Ursache ausgehen. Patienten berichten oft von einer großen Unzufriedenheit mit den bisherigen Ärzten, da deren Interesse an ihnen sich mit jedem weiteren negativen Befund verringerte. Mögliche Folgen davon sind das so genannte *doctor shopping* oder die Hinwendung zu alternativ- bzw. nichtschulmedizinischen Angeboten. Beide Verhaltensweisen führen in der Regel nicht zu einer Lösung des eigentlichen Problems, sondern begünstigen die Chronifizierung.

Arzt-Patienten-Beziehung: Unterschiedliche Ziele

2.1.4 Fazit: Kognitiv-verhaltenstherapeutisches Modell

Zusammenfassend wird angenommen, dass bestimmte Persönlichkeitseigenschaften und Risikofaktoren die Entstehung somatischer Beschwerden begünstigen können. Der Beginn der eigentlichen Symptomatik wird aber mit einer akuten psychischen und/oder somatischen Belastung assoziiert. Es soll darauf hingewiesen werden, dass die genannten prädisponierenden Faktoren nicht per se spezifisch für CFS sind, sondern möglicherweise generelle Risikofaktoren für das Entstehen psychischer und somatoformer Symptome darstellen. Körperliche Beschwerden und Erschöpfung ohne adäquate organische Ursache sind relativ häufig (siehe auch Kap. 1.5). So gesehen sind die Erschöpfungssymptome und die verzögerte Genesung von einer somatischen Erkrankung (z. B. eine Infektion) keine störungsspezifischen Prozesse, sondern eine erklärbare körperliche Reaktion auf die Kombination einer andauernden psychologische Belastung und einer Infektion. Die Entwicklung eines chronischen Verlaufs der Beschwerden wird im Gegensatz dazu von spezifischen Prozessen, welche auf dem Hintergrund einer bestimmten Wahrnehmung und entsprechendem Bewältigungsverhalten nachvollziehbar sind, bestimmt. Als Risikofaktoren für die Aufrechterhaltung dieser Beschwerden lassen sich somatische Krankheitsattributionen und in Folge das individuelle Bewältigungsverhalten im Sinne von Inaktivität und Vermeidungsverhalten identifizieren. Im Sinne einer Trennung von *Gründen, warum jemand eine Krankheit bekommt, von Gründen, warum sich jemand von einer bestimmten Krankheit nicht erholt* (Halliday 1943), sollen deswegen unspezifische Prozesse, die zu der Entstehung körperlicher Symptome geführt haben, inhaltlich und zeitlich von den spezifischen Prozessen, welche dazu führen, dass diese körperlichen Symptome persistieren, unterschieden werden.

Unterscheidung: störungsunspezifische und störungsspezifische Prozesse

2.2 Ein psychobiologisches Störungsmodell: Dysregulationen der Hypothalamus-Hypophysen-Nebennierenrinden-Achse

Auch wenn das beschriebene kognitiv-verhaltenstherapeutische Modell ein umfassendes Verständnis der Entstehung und Aufrechterhaltung aus einer psychosozialen Perspektive ermöglicht und Ansatzpunkte für therapeutische Interventionen bietet, liefert dieses Modell wenig Informationen darüber, wieso es zu der beobachteten Symptomatik kommt bzw. wie diese somatisch zu erklären sind. Auch wenn bisher kein spezifischer und objektiver somatischer Marker des CFS existiert, bedeutet dies nicht, dass keine somatischen Veränderungen beobachtet werden können. Ein Großteil der bisher zum Thema CFS veröffentlichten wissenschaftlichen Studien stammt aus der medizinischen Forschung und die bisherigen Ergebnisse zeigen, dass in vielerlei Hinsicht somatische Auffälligkeiten bei diesen Patienten existieren. Eine umfassende Darstellung dieser Befunde ist an dieser Stelle nicht möglich, deshalb soll auf entsprechende Monografien und Internet-Seiten verwiesen werden (siehe *6 Weiterführende Literatur*). Festzuhalten ist, dass die vorliegenden Befunde kontrovers diskutiert werden und letztendlich die Notwendigkeit einer integrativen, d. h. biopsychosozialen Perspektive betont wird.

Wie sind somatische Symptome erklärbar?

Anforderungen an biopsychosoziales Modell

Aus einer solchen biopsychosozialen Perspektive sollten somatische Ätiologiemodelle zwei Voraussetzungen erfüllen: Erstens sollten sie erklären können, wie erlebte Symptome entstehen bzw. auch somatisch erklärt werden können und zweitens sollten sie Ansatz- und Verknüpfungspunkte mit dem bereits beschriebenen kognitiv-verhaltenstherapeutischen Modell besitzen bzw. mit solchen Modellen kompatibel sein. Ein wichtiges biologisches System erfüllt prinzipiell beide Bedingungen: Die Hypothalamus-Hypophysen-Nebennierenrinden-Achse (HHNA). Dieses Hormonsystem umfasst die drei Hormone CRH (*corticotropin releasing hormone*), ACTH (*adrenocorticotropin*) und Cortisol und ist über ein komplexes negatives Feedbacksystem in seiner Aktivität und Reaktivität reguliert. Die HHNA ist eines der Hauptreaktionssysteme des Körpers bei Stress und ist als Initiator verschiedener kurz- und langfristiger sowie physiologischer und psychologischer Adaptionsprozesse grundsätzlich durch kognitive, emotionale und behaviorale Faktoren beeinflussbar.

Die HHNA: Ein psychobiologisches System

Sowohl traumatische und chronische Belastungen als auch Aktivitätsniveau, Schlafverhalten und Tagesstruktur haben Auswirkungen auf die Funktionsweise bzw. die Regulation dieses hormonellen Systems. Auf Grund der weitreichenden physiologischen und auch psychologischen Effekte dieses Hormonsystems können funktionelle Veränderungen der HHNA zur Erklärung somatischer Symptome sowie physiologischer Auffälligkeiten bei CFS-Patienten herangezogen werden. Vereinfacht lassen sich zwei grundsätzliche Annahmen unterscheiden:

1. Veränderungen der *peripheren* Cortisolausschüttung haben Konsequenzen auf den Energiemetabolismus in Ruhe und unter Belastung sowie auf die komplexe Regulation des Immunsystems. Gerade Letzteres ist im Hinblick auf den mehrheitlich mit einer Infektion assoziierten Beginn des CFS, den mit einer immunologischen Genese assoziierten Symptomen (beispielsweise Halsschmerzen, erhöhte Temperatur, Muskel- und Gelenkschmerzen und erhöhte Infektanfälligkeit) und den empirischen Befunden immunologischer Auffälligkeiten (beispielsweise erhöhte Antikörper-Titer, veränderte Zytokinfreisetzung und verminderte zelluläre Immunkompetenz) von besonderem Interesse.
2. Darüber hinaus wird eine verminderte *zentrale* Aktivität und Reaktivität der HHNA, also eine Dysregulation der CRH-Sekretion, als möglicher Mechanismus von chronischer Erschöpfung und chronischen Schmerzen diskutiert. Als zentraler Koordinator adaptiver psychophysiologischer Stressreaktionen beeinflusst CRH verschiedene physiologische, emotionale und behaviorale Prozesse. Für das Verständnis des CFS ist dabei vor allem der Einfluss auf die zentrale Aktivierung (*arousal*) und Schmerzverarbeitung interessant. Dementsprechend sind bei Patienten mit ausgeprägter Erschöpfungssymptomatik erniedrigte CRH-Spiegel beobachtet worden (Geracioti et al., 1997). Neuere Studien konnten darüber hinaus zeigen, dass die stress-induzierte Freisetzung von zentralem CRH direkt die Schmerzwahrnehmung reduziert bzw. eine reduzierte CRH-Sekretion die Wahrnehmung von Schmerzen erhöht (Lariviere & Melzack, 2000).

Veränderungen der Cortisol-ausschüttung

Verminderte CRH-Freisetzung

Eigene Untersuchungen zeigen, dass Patienten mit CFS unter Stress eine verminderte zentrale Reaktion der HHNA zeigen, d. h. CFS-Patienten zeigen eine deutlich niedrigere ACTH-Reaktionen auf Stress als gesunde Personen, wohingegen die Cortisolreaktion keine Unterschiede zu Gesunden aufweist (Gaab et al., 2002, Abbildung 3).

Zentralnervöse Dysregulationen

Zwischen den somatischen Funktionsstörungen und dem Ausmaß der Beschwerden konnte für das Chronische Erschöpfungssyndrom ein negativer

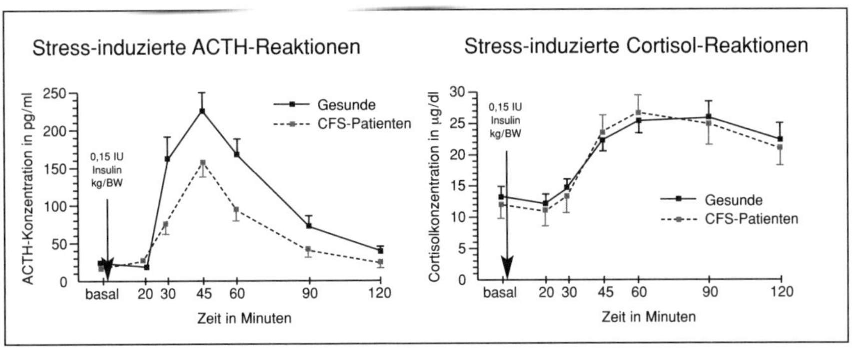

Abbildung 3:
Dysregulationen der HHNA bei Patienten mit CFS

Zusammenhang psychobiologischer Veränderungen mit Patientenmerkmalen

Zusammenhang gefunden werden (siehe Abbildung 4, links), d.h. je geringer die HHNA unter Stress reagiert, desto stärker sind die Erschöpfungssymptome (Gaab et al., 2004). Dies kann als Hinweis dafür gelten, dass zentrale Dysfunktionen der HHNA als physiologisches Korrelat an der Entstehung der berichteten Beschwerden beteiligt sind. Es zeigt sich auch, dass das Ausmaß der neuroendokrinen Dysfunktion hoch mit der Dauer der Störung und dem Ausmaß an psychischer Belastung assoziiert ist, d.h. je länger die Dauer des Erschöpfungszustandes und der damit verbundenen Belastung ist, desto stärker sind die neuroendokrinen Dysfunktionen (siehe Abbildung 4, rechts).

Führen kognitiv-behaviorale Prozesse zu somatischen Veränderungen?

Zur Erklärung dieser Befunde ist eine Betrachtung bekannter Risikofaktoren für eine Chronifizierung, welche im kognitiv-behavioralen Ätiologiemodell formuliert wurden, sinnvoll. Gerade im Hinblick auf die bei betroffenen Patienten oftmals langandauernde Inaktivität, den Veränderungen der Tagesstruktur und den damit in Zusammenhang stehenden Veränderungen der Schlafarchitektur konnten Zusammenhänge zu Veränderungen der HHNA beobachtet werden. In einer Untersuchung an gesunden Probanden wurde untersucht, ob Personen, die keiner sportlichen Aktivität nachgehen, im Vergleich zu Sportlern, die pro Woche zwischen 24 bis 40 km joggen, unterschiedliche hormonelle Stressreaktionen zeigen. Interessanterweise wiesen die „Nicht-Sportler" eine verringerte absolute ACTH-Reaktion bei normaler Cortisolreaktion auf Stress auf und damit ein ähnliches HHNA-Reaktionsprofil wie Patienten mit CFS (Luger et al., 1987).

In Bezug auf die Konsequenzen von Störungen des Schlafverhaltens konnte in einer Untersuchung an Krankenhauspersonal gezeigt werden, dass eine 5-tägige Nachtschichtarbeit zu einer Verringerung der ACTH-Reaktion unter Stimulation führt und damit mit den Ergebnissen bei CFS-Patienten vergleichbar ist (Leese et al., 1996). Auch wenn sich die Ergebnisse dieser präklinischen Untersuchungen nicht direkt auf die Ergebnisse der klini-

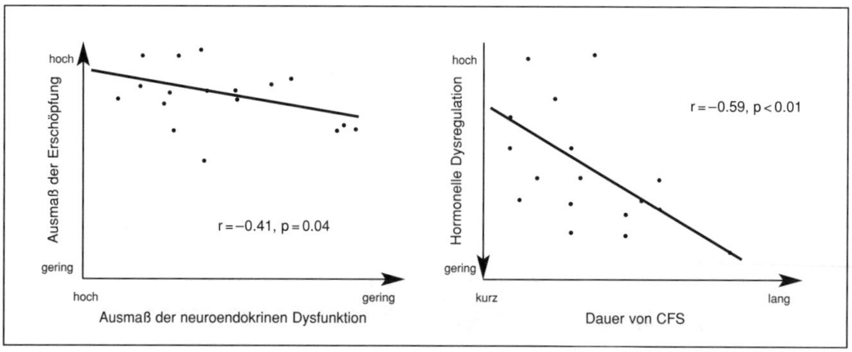

Abbildung 4:
Beziehung der hormonellen Dysregulationen zu der Erschöpfungssymptomatik (links) und der Dauer der Beschwerden (rechts)

schen Forschung übertragen lassen, liefern sie wichtige Hinweise auf mögliche physiologische Konsequenzen bekannter kognitiv-behavioraler Risikofaktoren (Abbildung 5).

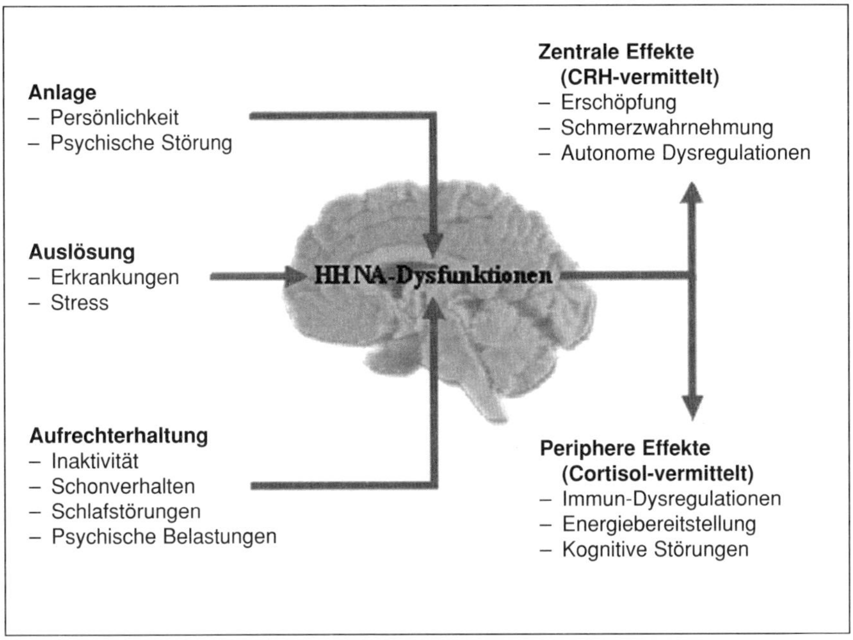

Abbildung 5:
Psychoneuroendokrines Störungsmodell des CFS

2.3 Zusammenfassung Ätiologie

Zusammenwirken psychologischer, behavioraler und somatischer Prozesse

Das in Abbildung 5 dargestellte Modell berücksichtigt die Interaktion psychosozialer und biologischer Aspekte in der zeitlichen Unterscheidung von Anlage, Auslösung und Aufrechterhaltung. Vor dem Hintergrund bestimmter Persönlichkeitseigenschaften und maladaptivem Bewältigungsverhalten, welche u. a. durch ungünstige Sozialisierungsprozesse erklärbar sind, kommt es in Belastungssituationen einerseits über stressbedingte somatische Dysregulationen zu ersten unspezifischen körperlichen Symptomen, andererseits zu einer Verstärkung der Anstrengungen, die Situation zu bewältigen.

Auslösung somatischer Veränderungen und Symptome nicht spezifisch

Der Auslöser bzw. der Zeitpunkt, ab dem die körperliche Symptomatik als „Krankheit" betrachtet wird, ist meist eine zusätzliche akute und starke psychische oder physische Belastung, beispielsweise die Zuspitzung der Arbeitsbelastung oder eine Infektion. Die kurz- bis mittelfristige Persistenz der Beschwerden nach einem solchen Auslöser ist durch stressbedingte somatische Dysregulationen prinzipiell erklärbar und somit zu diesem Zeit-

Störungs-spezifische Prozesse führen zur Aufrechterhaltung

punkt *kein* CFS-spezifischer Prozess. Die Aufrechterhaltung der Beschwerden steht vielmehr mit dem Ausmaß der psychischen Belastungen, dem subjektiven Krankheitsmodell und dessen emotionalen, behavioralen und auch somatischen Konsequenzen in Beziehung. Entsprechend sind psychosoziale Faktoren Auslöser und Bedingung von somatischen Veränderungen, welche an der Entstehung somatischer Symptome beteiligt sind. Diese werden wiederum vom Patienten wahrgenommen, unterstützen dessen somatische Kausalattributionen und führen zu maladaptiven Bewältigungsverhalten, welche an der Aufrechterhaltung der somatischen Veränderungen und somit auch der Symptomatik beteiligt sind. Grundsätzlich werden dabei primäre *störungs*un*spezifische* Prozesse, die die somatischen Symptome ausgelöst haben, und sekundäre *störungsspezifische* Prozesse, die diese aufrechterhalten, unterschieden.

3 Diagnostik, Qualitätssicherung und Indikation

3.1 Diagnostik

Diagnose als Beginn der Therapie

Ziel der Diagnostik ist die nosologische Zuordnung der Beschwerden zu einer bestimmten Störungskategorie und die Erarbeitung eines individuellen Fallverständnisses. Vor dem Hintergrund des entsprechenden störungsspezifischen Wissens und der individuellen Bedingungen können dann die durchzuführenden therapeutischen Maßnahmen geplant und individuell zugeschnitten werden (siehe dazu Kap. 4.4.4). Das im Folgenden beschriebene Vorgehen bildet somit den Ausgangspunkt einer Behandlung und ist weniger für eine „Diagnostik einer Diagnose wegen“ geeignet. Von begründeten Einzelfällen wie z. B. Begutachtungen abgesehen, sollte die Diagnostik nicht zum Selbstzweck werden, da der Wert einer Diagnose, vor allem bei Patienten mit CFS, ohne Einleitung geeigneter therapeutischer Maßnahmen kritisch hinterfragt werden muss.

CFS-Diagnose ist nicht das Ziel, sondern eine Möglichkeit

Der diagnostische Prozess bei Patienten mit chronischer Erschöpfung sollte gestuft durchgeführt werden und muss sowohl eine medizinische Ausschlussdiagnostik als auch eine psychologische Diagnostik umfassen (vgl. auch Karte „Diagnostik und Indikation“ im Anhang des Buches). Viele chronisch erschöpfte Patienten kommen wegen der Annahme, an CFS zu leiden, zum Arzt/Psychiater/Psychologen und wünschen von diesem dann nur die Bestätigung dieser Annahme. Auf Grund der Vielzahl an möglichen somatischen und psychischen Ursachen von chronischer Erschöpfung sollte dieser Wunsch des Patienten nicht zu einer vorschnellen Akzeptanz dieser Diagnose führen, sondern der notwendige diagnostische Prozess beibehalten werden. Generell empfiehlt es sich, Patienten schon frühzeitig kontinuierlich und adaptiv zu begleiten und so früh wie möglich eine Diagnose zu erstellen und angemessene therapeutische Maßnahmen einzuleiten (Abbildung 6). Die Folgen der meist hohen Diagnoselatenz sind inadäquate Behandlungsversuche und letztendlich eine erhöhtes Chronifizierungsrisiko.

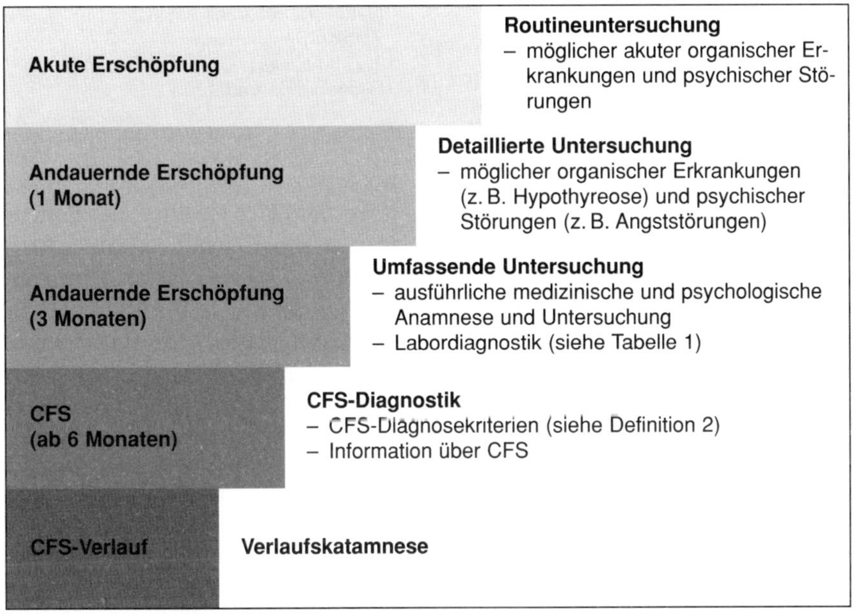

Abbildung 6:
Empfohlenes Evaluationsschema bei chronischen Erschöpfungszuständen

3.1.1 Medizinische Ausschlussdiagnostik

Eine adäquate medizinische Untersuchung ist unabdingbare Voraussetzung, sie sollte jedoch angemessen eingesetzt werden und sich an den dafür erforderlichen Labortests (Tabelle 9) und auszuschließenden Erkrankungen und Störungen orientieren (Tabelle 10). Die in Tabelle 9 „nicht empfohlenen" Untersuchungen können bei entsprechender Indikation eingesetzt werden, sind aber zur Routinediagnostik nicht geeignet.

Wert und Notwendigkeit medizinischer Untersuchungen

Der Wert weiterführender medizinischer Untersuchungen ohne spezifische Indikation ist gering und sollte nur bei definierten Auffälligkeiten in der Anamnese oder der medizinischen Untersuchung eingeleitet werden. Dieses Vorgehen entspricht oft nicht den Vorstellungen des Patienten und sollte

Tabelle 9:
Laboruntersuchungen beim CFS

empfohlene Laboruntersuchungen	nicht empfohlene Laboruntersuchungen
– Blutbild inkl. Zelldifferenzierung der Leukozyten – Blutsenkung – Enzyme: CK total, GPT und alkalische Phosphatase – Proteine: Gesamtprotein und Albumin – Elektrolyte: Na, K, Ca und Phosphat – Glukose – Metabolite: Harnsäure und Kreatinin – Schilddrüsenhormone (TSH, T_3, FT_4) – Urinanalyse	– Epstein-Barr-Virus-Serologie – Enteroviren-Serologie – Retroviren-Serologie – Human Herpesvirus 6-Serologie – Candida Albicans-Test – Immunologische Verfahren, z. B.: Natürliche Killerzell-Assays Zytokin-Bestimmung T Zell-Aktivierungsmarker-Bestimmung – Bildgebende Verfahren

deswegen mit dem Patienten besprochen werden. Der Großteil der Patienten hat eine Vielzahl verschiedener Untersuchungen schon vor dem Aufsuchen eines Psychotherapeuten hinter sich und viele Patienten bringen umfangreiche medizinische Berichte und Laborergebnisse mit zum Erstgespräch. In der Regel zeigen sich dabei oft somatische Auffälligkeiten in einzelnen Parametern, ohne dass diese dabei von medizinischer Seite als ausschließliche Erklärung der Beschwerden gewertet werden. Es ist in diesen Fällen nicht sinnvoll, alle medizinischen Berichte einzeln und detailliert *durchzuarbeiten*, vielmehr liefern die medizinischen Befunde Anhaltspunkte zur Erarbeitung eines psychophysiologischen Erklärungsmodells.

Tabelle 10:
Mögliche medizinische Ursachen chronischer Erschöpfung*

Medizinische Ursachen	
– Schwangerschaft – Autoimmun-Erkrankungen – Schlafstörungen – Infektionskrankheiten – Endokrine Erkrankungen – Neurologische Erkrankungen – Karzinomerkrankungen – Hämatologische Erkrankungen	– Lebererkrankungen – Herz-Kreislauf-Erkrankungen – Metabolische Störungen – Nierenleiden – Erkrankungen der Atemwege – Suchterkrankungen – Primäre Schlafstörungen

Anmerkung: * Die Auflistung ist nicht vollständig, sondern enthält die häufigsten möglichen Ursachen

Objektive CFS-Marker?

Da bisher keine objektiven und spezifischen somatischen Marker existieren (die in Kapitel 2.2 genannten Befunde sind Forschungsergebnisse und *nicht* zur somatischen Diagnostik geeignet!), sollte die medizinische Diagnostik nicht das Auffinden einer somatischen Ursache des CFS, sondern vielmehr den Ausschluss somatischer Ursachen der chronischen Erschöpfung zum Ziel haben. Optimal ist eine direkte Kommunikation mit dem behandelnden Arzt, wobei gegebenenfalls auch über die erforderlichen medizinischen Untersuchungen informiert werden sollte. Der Prozess der medizinischen Abklärung ist für viele Patienten nicht nur ein notwendiger differenzialdiagnostischer Schritt, sondern der Hauptansatzpunkt für die Legimitation der eigenen Beschwerden. Deswegen zeigt ein negativer Laborbefund (*Seien Sie froh, Sie haben nichts!*) oft nicht die angenommene Wirkung, sondern aktiviert den Wunsch nach weiterer Diagnostik. Informationen von anderen Betroffenen, Selbsthilfegruppen, aus der Presse und vor allem aus dem Internet verleiten oft zu der Annahme, dass nur der Test XY (die Namen sind hier austauschbar) beweisen kann, dass man *wirklich* krank ist und entsprechend nur dann eine *wirkliche* Therapie eingeleitet werden kann. Die damit verbundene Problematik darf nicht unterschätzt werden, so dass auch schon der diagnostische Prozess als Teil der Therapie zu sehen ist und ein entsprechendes Verhalten erfordert.

Funktionale Bedeutung einer CFS-Diagnose

3.1.2 Psychologische Diagnostik

Eine umfassende psychologische Diagnostik ist Voraussetzung einer CFS-Diagnose und hat somit den gleichen Stellenwert wie eine medizinische Ausschlussdiagnostik. Ziel ist einerseits der Ausschluss bestimmter psychischer Störungen, die nicht mit der Diagnose *Chronisches Erschöpfungssyndrom* vereinbar sind (siehe Tabelle 11) und andererseits die Diagnose komorbider Störungen, die Auswirkung auf die differenzielle Indikation haben. In Kapitel 3.2.1 sind strukturierte und standardisierte Interviewverfahren aufgeführt. Der Vorteil solcher strukturierter Interviews besteht darin, dass alle Störungsbereiche berücksichtigt werden und der Tendenz des Patienten, bestimmte psychische Symptome nicht zu erwähnen, entgegengewirkt wird. Bei der psychologischen Diagnostik sind zwei Aspekte zu berücksichtigen:

Ziel: Ausschluss und Indikation

1. Der Therapeut sollte bei körperlichen Symptomen zur besseren Abgrenzung immer auch nach den situativen Auslösern, den gleichzeitig auftretenden Emotionen, Kognitionen und Verhaltensweisen fragen.
2. Die Richtung der kausalen Attribution des Patienten (*Ich habe Depressionen, weil ich erschöpft bin, also bin ich nicht depressiv, sondern ich habe Chronisches Erschöpfungssyndrom!*) kann das diagnostische Vorgehen erschweren. Hier ist es sinnvoll, den Patienten darüber zu informieren, dass das Vorliegen einer psychischen Störung immer relevant ist, unabhängig davon, was zuerst entstanden ist und eine Nichtberücksichtigung möglicherweise vorliegender psychischen Belastungen den Erfolg einer Behandlung beeinträchtigen kann.

Tabelle 11:
Internationale Definitionskriterien des CFS (Fukuda et al., 1994)

Chronisches Erschöpfungssyndrom
Evaluierte, unerklärte, persistierende oder wiederkehrende chronische Erschöpfung mit folgenden Merkmalen – mindestens 6 Monate Dauer – akuter/neuer bzw. umschriebener Beginn – nicht schon lebenslang vorhanden – nicht das Ergebnis aktueller Belastungen – führt zu substanzieller Beeinträchtigung in verschiedenen Lebensbereichen
Vier oder mehr der folgenden Symptome sind gleichzeitig länger als 6 Monate vorhanden: – Gedächtnis- und Konzentrationsprobleme – Halsschmerzen – empfindliche/schmerzhafte zervikale (Hals-/Nackenbereich) oder axilläre (Achselbereich) Lymphknoten – Myalgie (= Muskelschmerzen) – Arthralgie (= Gelenkschmerzen) an verschiedenen Gelenken – neuartige Kopfschmerzen – nicht-erholsamer Schlaf – unproportional starke Erschöpfung nach Anstrengungen
Ausschlusskriterien
– Nachweisbare medizinische Erkrankungen, welche die Symptomatik erklären können – Vorherige nachweisbare medizinische Erkrankung, deren Resolution nicht eindeutig nachgewiesen werden kann und deren mögliche persistierende Aktivität die Symptomatik erklären könnte – Major Depression mit psychotischen, katatonen oder melancholischen Merkmalen, Bipolare Störungen, Schizophrenie und psychotische Störungen, Demenz, Essstörungen – Alkohol-, Substanz- oder Medikamentenmissbrauch und -abhängigkeit innerhalb der letzten 2 Jahre vor Beginn der chronischen Erschöpfung – Schweres Übergewicht (BMI über 45)
Einschlussdiagnosen
– Klinische Syndrome, die nur deskriptiv und nicht über labordiagnostische Marker definiert werden, wie z. B. Angststörungen, Major Depression, Somatoforme Störungen, Fibromyalgie – Jede Störung oder Erkrankung, deren Symptomatik auf Grund aktueller und nachgewiesen adäquater Behandlung ausreichend gelindert sein sollte, wie z. B. Hypothyreose unter, anhand von normalen TSH-Werten nachgewiesener, adäquater Hormonsubstitution oder eine anhand von Lungenfunktionstests belegte erfolgreiche Asthmabehandlung – Jede Störung oder Erkrankung, die vor Beginn der chronischen Erschöpfung mit wirksamen Medikamenten behandelt wurde, wie z. B. Lyme-Borreliose – Jede allein stehende medizinisch unerklärte physiologische Auffälligkeit (medizinische Examination, Laborbefund, bildgebende Verfahren), die entweder als Beleg für eine organische Ursache der chronischen Erschöpfung nicht ausreicht, wie z. B. erhöhte antinukleäre Titer, oder welche nicht ausreicht, um die Diagnose einer diskreten Erkrankung zu rechtfertigen

3.1.3 Diagnosestellung „Chronisches Erschöpfungssyndrom“: Pro und Kontra

Die Störungsbezeichnung *Chronisches Erschöpfungssyndrom* weist, wie bereits erwähnt, in mehrfacher Hinsicht Probleme auf, da sie nicht diagnostisch von psychischen Störungen (vor allem Affektiven Störungen und Angststörungen) und anderen Funktionellen Somatischen Syndromen (Fibromyalgie, Colon Irritabile, etc.) klar abgrenzbar ist und die Annahmen zu den Ursachen kontrovers diskutiert werden. Auch werden mit der Bezeichnung *Chronisches Erschöpfungssyndrom* oft bestimmte ätiologische Annahmen wie z. B. chronische Infektionen und therapeutische Vorgehensweisen wie z. B. Vermeiden von Aktivität assoziiert, die weder empirisch gestützt noch therapeutisch hilfreich sind. Prinzipiell ist deswegen eine unkritische und unreflektierte Akzeptanz dieser Diagnose problematisch. Aber auch wenn dies gegen eine Diagnosevergabe „*Chronisches Erschöpfungssyndrom*“ spricht, benötigt der betroffene Patient eine Bezeichnung bzw. Diagnose, um sich seinen eigenen gesundheitlichen Zustand erklären zu können, bestimmte berufliche oder gesundheitsrechtliche Aspekte regeln zu können oder aber auch als gemeinsamer Ausgangspunkt einer adäquaten Therapie.

Probleme der CFS-Diagnose

Es stellt sich dabei auch die Frage nach einer besseren diagnostischen Alternative. Die offizielle Äquivalenzdiagnose ist die *Undifferenzierte Somatoforme Störung* (DSM-IV) bzw. die *Neurasthenie* oder die *Myalgische Enzephalomyelitis* (ICD-10). Im Vergleich zum CFS weisen diese Störungsbezeichnungen weder eine bessere diagnostische Spezifität noch eine vergleichbar empirische Substanz in Bezug auf ätiologisches und therapeutisches Wissen auf. Dementsprechend sind diese Bezeichnungen umstritten und wenig gebräuchlich. Solange also Patienten darüber aufgeklärt werden, dass die Diagnose *Chronisches Erschöpfungssyndrom*

Probleme der Alternativen

Pragmatischer Lösungsvorschlag

- eine rein deskriptive Störungsbezeichnung ist und
- bisher keine spezifischen und objektiven somatischen Ursachen existieren,
- die Diagnosevergabe nach bestem empirischen Wissen ein bestimmtes therapeutisches Vorgehen impliziert und
- nicht vor allem nur das Ziel bzw. das Ende der Diagnostik, sondern vielmehr den Beginn der Therapie darstellt und
- vorliegende komorbide psychische Störungen bei der Diagnose und der Therapie berücksichtigt werden,

ist die Diagnosevergabe „CFS“ einer anderen bzw. keiner Diagnose vorzuziehen.

3.2 Diagnostische Verfahren und Dokumentationshilfen

3.2.1 Interviews

Zur Erfassung komorbider oder auszuschließender psychischer Störungen können die gebräuchlichen diagnostischen Interviews, wie z. B. das Diagnostische Interview bei psychischen Störungen (DIPS), das Strukturierte Klinische Interview für DSM-IV, Achse I und Achse II (SKID I und II) oder das Munich-Composite International Diagnostic Interview (M-CIDI) bzw. dessen computer-gestützte Version (DIA-X) eingesetzt werden.

Zur Erfassung der diagnostischen Kriterien des CFS kann das *CFS-Interview* verwendet werden. Es enthält alle erforderlichen Kriterien der so genannten Fukuda-Definition (siehe Anhang, S. 101).

3.2.2 Verlaufsmessung

Verlaufsmessung als diagnostisches und therapeutisches Hilfsmittel

Chronisch erschöpfte Patienten erleben ihre Beschwerden meist unabhängig von bestimmten Ereignissen, Stimmungen, Verhaltensweisen oder Tätigkeiten. Die spontan berichteten Angaben zu Aktivität bzw. Inaktivität, Schlaf und Ausmaß der Beschwerden bzw. der Beeinträchtigungen sind oftmals nicht differenziert (*Es ging mir einfach schlecht*) bzw. erweisen sich entsprechende Angaben bei genauerer Exploration oder Befragung von Bezugspersonen als wenig valide. Darüber hinaus kommt es oft zu Verallgemeinerungen über die Zeit (*Das letzte Jahr ging es mir immer schlecht*). Auf diesem Hintergrund ist die Identifizierung von Bedingungsmustern und die Beurteilung von Veränderungen durch bzw. während der Therapie erschwert. Deshalb ist eine kontinuierliche Verlaufsmessung eine wichtige Hilfe. Die *Verlaufsmessung* (siehe Anhang, S. 106) besteht aus drei Teilen. Das *Erschöpfungstagebuch* ermöglicht die Erfassung der Tagesstruktur, gemessen in der Dauer von Aktivität, Ruhe und Schlaf, dem Ausmaß der Beeinträchtigung (definiert durch die *Beeinträchtigungseinschätzung*) sowie der Möglichkeit für Notizen zu Tätigkeiten und Ereignissen. Die Eintragungen des *Erschöpfungstagebuchs* werden über eine Woche zusammengefasst und im *Symptomverlauf* als Wochenwert eingetragen. Der *Symptomverlauf* ermöglicht die Visualisierung des Verlaufs des Aktivitäts-, Ruhe- und Schlafverhaltens sowie des Ausmaßes der Beeinträchtigung. Gerade weil sich der Zustand und das Verhalten der Patienten nur langsam und in kleinen Schritten verändert, ist der *Symptomverlauf* ein wichtiges Instrument zur Dokumentation von Fortschritten und Veränderungen. Die Verwendung und der Zweck der *Verlaufsmessung* sollten mit dem Patienten ausführlich diskutiert werden. Es bietet sich an, die *Verlaufsmessung* in jeder Therapiestunde mit dem Patienten zu besprechen.

3.2.3 Fragebogen

In den letzten 20 Jahren wurden eine Reihe verschiedener störungs- bzw. symptomspezifischer Fragebogen entwickelt, die im Folgenden kurz beschrieben werden sollen. Alle Fragebogen wurden im englischsprachigen Raum entwickelt und an verschiedenen Patientenpopulationen überprüft. Mit Ausnahme des *Multidimensional Fatigue Inventory* (MFI), wurden die hier vorgestellten Fragebogen durch die Autoren übersetzt und an deutschsprachigen Patienten auf innere Konsistenz und faktorielle Validität überprüft. Alle erwähnten Fragebogen sind in deutscher Übersetzung und mit detailliertem Auswertungsvorgehen bei den Autoren erhältlich (Adresse im Anhang, S. 100).

3.2.3.1 Erschöpfungsskala (Fatigue Scale, FS)

Ökonomisches Messinstrument

Die FS (Chalder et al., 1993) besteht aus 11 Items, welche die zwei Skalen *Mentale Erschöpfung* und *Körperliche Erschöpfung* abbilden. Die FS wird international häufig verwendet und kann zum Screening wie auch zur Zustands- und Prozessevaluation eingesetzt werden. Der Vorteil der FS liegt in der Kürze, sie ist weniger geeignet zwischen verschiedenen Aspekten zu unterscheiden, dazu sind der MFI oder die PFRS (siehe unten) besser geeignet. Die Auswertung der vierfach gestuften Items ist entweder bimodal- oder Likert-skaliert möglich. Bei bimodaler Auswertung liegt der maximale Wert bei 11, der *Cut-off*-Wert für vorliegende Erschöpfung liegt bei 5. Die Reliabilität (Cronbachs α: *Körperliche Erschöpfung* = 0.96, *Mentale Erschöpfung* = 0.93) sowie die faktorielle Validität der deutschen Version sind sehr gut.

3.2.3.2 Multidimensional Fatigue Inventory (MFI)

Der MFI (Smets et al., 1995) erfasst mit je 4 Items die Skalen *Generelle Erschöpfung, Physische Erschöpfung, Mentale Erschöpfung, Reduzierte Aktivität* und *Reduzierte Motivation.* Im Vergleich mit der FS erfasst der MFI die wichtigen Aspekte der *Aktivität* und der *Motivation* und liefert damit auch Ansatzpunkt bewältigungsorientierter Interventionen. Der MFI wurde an einer repräsentativen deutschen Stichprobe (N = 2050) psychometrisch evaluiert (Schwarz et al., 2003). Auch wenn die Reliabilität insgesamt als gut zu bezeichnen ist (Cronbachs α: *Generelle Erschöpfung* = 0.81, *Physische Erschöpfung* = 0.87, *Mentale Erschöpfung* = 0.79, *Reduzierte Aktivität* = 0.72 und *Reduzierte Motivation* = 0.84), konnte die angenommene faktorielle Struktur nicht reproduziert werden, d. h. die vorgeschlagenen Skalen ließen sich nicht durch die jeweiligen Items abbilden.

3.2.3.3 Profile of Fatigue Related Symptoms (PFRS)

Erfassung verschiedener Symptomcluster

Der PFRS (Ray, 1992) erfasst verschiedene Symptome, welche bei Patienten mit CFS häufig auftreten. Er ermöglicht damit die Erfassung der Bandbreite und der Intensität der Beschwerden. Die englische Originalversion umfasst 54 Items, nach statistischer Evaluation an deutschsprachigen Patienten zeigte sich aber, dass viele Items nicht eindeutig einer Skala zuzuordnen waren. Eine daraufhin durchgeführte Reduktion der Itemanzahl auf nun insgesamt 28 Items führte zu einer zufrieden stellenden Reliabilität und faktoriellen Validität (Cronbachs α: Skala *Erschöpfung/Schwäche* = 0.93, Skala *Kognitive Probleme* = 0.89, Skala *Emotionale Belastung* = 0.93, Skala *Somatische Symptome* = 0.78).

3.2.3.4 Illness Management Questionnaire (IMQ)

Erfassung aufrechterhaltender Verhaltensweisen

Der IMQ (Ray et al., 1993) operationalisiert mit den vier Skalen *Aktivitätsaufrechterhaltung, Anpassung an Krankheit, Fokus auf Symptome* und *Informationssuche* den Umgang erschöpfter Personen mit ihren Beschwerden. Dem Umgang mit den Beschwerden kommt eine bedeutende Rolle als aufrechterhaltender Faktor zu, so dass der IMQ auch differenzielle Hinweise auf das therapeutische Vorgehen liefert. Die Reliabilität ist zufrieden stellend bis gut (*Aufrechterhaltung der Aktivität* = 0.79, *Anpassung an Krankheit* = 0.68, *Fokus auf Beschwerden* = 0.88 und *Informationssuche* = 0.91). Die faktorielle Validität der deutschen Version ist zufrieden stellend.

3.2.3.5 Illness Perception Questionnaire – revidierte Version (IPQ-R)

Psychometrische Erfassung subjektiver Krankheitsmodelle

Subjektive Krankheitsmodelle, d. h. die Vorstellungen und Annahmen des Patienten wie seine Beschwerden zu erklären sind, wie sie verlaufen, wie man sie behandelt und wie lange sie andauern, sind der Ausgangspunkt der kognitiven, verhaltensmäßigen und emotionalen Konsequenzen von Störungen und Krankheiten. Auf Grund der vorgenommenen Bewertungen und Einschätzungen entscheidet der Patient, welche Bewältigungsstrategien in Frage kommen und am meisten Erfolg versprechen. Damit sind subjektive Krankheitsmodelle ein zentraler Ansatzpunkt einer kognitiv-verhaltenstherapeutischen Intervention bei Patienten mit medizinisch nicht-erklärbaren körperlichen Beschwerden. Basierend auf den fünf Komponenten des *self regulation models* (Identität, Ursachen, Konsequenzen, Zeitverlauf und Kontrolle) erfasst der IPQ-R (Moss-Morris et al., 2002) mit insgesamt 64 Items die Skalen *Identität, Zeitverlauf (akuter oder chronischer Verlauf), Konsequenzen, Persönliche Kontrolle, Behandlungskontrolle, Kohärenz, Zyklisches Auftreten, Emotionale Repräsentation* und *Ursachen*. In einer psychometrischen Evaluation einer eigenen deutschen Übersetzung konnten eine gute Reliabilität und Validität des IPQ-R gezeigt werden.

3.3 Qualitätssicherung

Ziel qualitätssichernder Maßnahmen ist die Optimierung der Behandlungskompetenz des Therapeuten und damit eine Verbesserung der Behandlungsqualität für die Patienten. Zur Unterstützung und Erweiterung der individuellen Fallkonzeption, der Möglichkeit der Prozess- sowie Ergebnisevaluation bei chronisch erschöpften Patienten können verschiedene Verfahren eingesetzt werden. Es ist sinnvoll, die vermuteten *Störungsursachen*, *Symptome* und *Störungsfolgen* sowohl störungsspezifisch (z. B. MFI, IMQ und IPQ) als auch störungsunspezifisch (z. B. IIP-64, SCL-90 R und SF-36) zu erfassen. Symptom- sowie therapiebezogene Prozessmessungen während der Therapie ermöglichen die Erfassung zusätzlich wichtiger Information für Beziehungs- und Therapiegestaltung.

Unterscheidung: Ursachen, Symptome und Folgen

Unterscheidung: Störungsspezifisch und störungsunspezifisch

3.4 Indikation

Prinzipiell sind im Sinne einer selektiven Indikation (*Welche Behandlung für eine bestimmte Störung*) psychotherapeutische Maßnahmen das Mittel der Wahl bei CFS. Wie diese psychotherapeutischen Maßnahmen im Einzelfall auszusehen haben, ist Angelegenheit der differenziellen Indikation (*Welche Therapie für diesen Patienten?*) bzw. der Therapieplanung. Die Auswahl der spezifischen therapeutischen Maßnahmen, deren optimale zeitliche und inhaltliche Umsetzung werden durch die individuelle Ausprägung der Störungs- und Patientenmerkmale beeinflusst. Je geringer die Anzahl, Intensität und Dauer der Beschwerden und je größer die motivationale Bereitschaft zur Veränderung bzw. die Änderungsmotivation, desto spezifischer, schneller und direkter können therapeutische Interventionen durchgeführt werden.

Selektive Indikation: Psychotherapie das Mittel der Wahl

Beispielsweise konnte gezeigt werden, dass eine einfache und mit insgesamt vier Stunden zeitlich begrenzte kognitiv-verhaltenstherapeutische Psychoedukationen (Information über mögliche Zusammenhänge zwischen eigenem Verhalten und Symptomen sowie Planung von allmählichem Aktivitätsaufbau) zu signifikanten und klinisch relevanten Verbesserungen in 81 % aller CFS-Patienten führt (Powell et al., 2001). Eine Reanalyse zeigte aber, dass ein höheres Ausmaß an psychischen Symptomen, eine geringe Akzeptanz des Behandlungsrationals und ein geringe Therapiemotivation zu Beginn der Untersuchung mit einem schlechteren Therapieergebnis ein Jahr nach Ende der Therapie assoziiert waren (Bentall et al., 2002). Die Ergebnisse einer 4-Jahres-Katamnese einer kognitiven Verhaltenstherapie belegen, dass die Störungs- und Patientenmerkmale *hohe Komorbidität* und *somatische subjektive Krankheitsmodelle* Prädiktoren eines geringen Therapieerfolgs sind (Bonner et al., 1994).

Differenzielle Indikation abhängig von Patientenmerkmalen

Diese Ergebnisse zeigen, dass ein rein störungsspezifisches = patientenunspezifisches Vorgehen bei Patienten mit chronischer Erschöpfung, auf

Grund der meist hohen Komorbidität, der intrapsychischen Funktionalität der Symptome und der oft geringen Psychotherapiemotivation, nur bei „unkomplizierten" Patienten sinnvoll ist und verdeutlichen die Notwendigkeit einer individuellen Problemanalyse und Therapieplanung.

4 Behandlung

Die Qualität einer Behandlung ist davon abhängig, wie gut die Passung zwischen den Behandlungsmaßnahmen und den tatsächlichen Ursachen ist und ob die Behandlungsmaßnahmen dazu geeignet sind, diese tatsächlichen Ursachen zu verändern. Dass sowohl die nosologische Klassifikation als auch die ätiologische Einordnung von CFS zwischen den wissenschaftlichen Disziplinen umstritten sind, ist nicht unbedingt der Qualität und der Effektivität der Behandlung zuträglich. Es gibt aber effektive Behandlungen, die auch die Entwicklung der in Kapitel 2 beschriebenen Störungsmodelle ermöglicht und vorangetrieben haben. Um im Einzelfall die Qualität und Effektivität der Behandlung sicherzustellen, muss das therapeutische Vorgehen auf die Ursachen der Störung abgestimmt und geeignet sein, diese Ursachen auch zu verändern. Dies erfordert eine individuelle und einzelfallspezifische Planung der erforderlichen Schritte und Maßnahmen.

Effektive Therapie existiert

4.1 Evidenz-basierte Behandlungsmaßnahmen

Unter der Annahme einer gegenseitigen Bedingung physiologischer und psychologischer Prozesse sind Behandlungsmaßnahmen, die auf die Veränderung von Kognitionen und Verhalten zielen, die Methode der Wahl. Es liegen zahlreiche randomisiert-kontrollierte Interventionsstudien vor, deren Ergebnisse in systematischen Übersichtsarbeiten und Meta-Analysen zusammengefasst wurden (siehe Kapitel 6, Systematische Reviews und Meta-Analysen). Die Ergebnisse dieser Studien sind in Tabelle 12 im Überblick dargestellt:

Evidence Based Mental Health

- Kognitiv-verhaltenstherapeutische Interventionen und gradueller Aktivitätsaufbau/Bewegungstherapien zeigen die besten Resultate und sind somit Methoden der Wahl. Sie sind sowohl in der Breite wie auch im Ausmaß der erzielten Veränderung anderen Interventionen überlegen. Die positiven Effekte persistieren über die Dauer der tatsächlichen Therapie.
- Eine generelle Effektivität psychopharmakologischer Medikation mit Antidepressiva ist nicht gegeben; es zeigen sich aber positive Einflüsse auf

Schlafqualität, Schmerzen und depressive Symptome. Es ist aber unklar, ob diese Effekte unabhängig von vorliegenden komorbiden Affektiven Störungen sind. Prinzipiell wird deswegen eine Verwendung von Antidepressiva nur bei hinreichender Indikation, d. h. Vorliegen einer komorbiden Affektiven Störung, empfohlen.

- Die Ergebnisse der bisherigen Studien deuten darauf hin, dass der empirische Beleg für die generelle und langfristige Wirksamkeit rein somatomedizinischer Behandlungsansätze, wie z. B. intravenöses Immunglobulin G, Interferon-Behandlung, (Hydro-)Cortison-Substitution, komplementärmedizinische Therapien und Nahrungsmittelergänzungen, nicht gegeben ist. Wenn in den betreffenden Untersuchungen Verbesserungen beobachtet wurden, waren diese meist entweder inhaltlich, d. h. nur in Bezug auf bestimmte Symptombereiche, oder zeitlich begrenzt.
- Bedenklich ist, dass die Mehrzahl aller betroffenen Patienten im Verlauf ihrer Beschwerden mit nicht-wirksamen oder nicht-geprüften Methoden behandelt wird. Diese wirkungslosen bzw. kontrainduzierten Behandlungen tragen zur Chronifizierung der Beschwerden bei.
- Auch wenn entsprechende randomisiert-kontrollierte Studien fehlen, werden Ruhe, Schonungsverhalten und Inaktivität als eindeutig kontraindiziert und somit als schädliche Behandlungsmöglichkeit angesehen.

Tabelle 12:
Übersicht randomisiert-kontrollierter Interventionsstudien an Patienten mit CFS
(Reid et al., 2000; Whiting et al., 2001)

Interventionstyp	Effekte
Kognitive Verhaltenstherapie	+
Gradueller Aktivitätsaufbau/Bewegungstherapie	+
Antidepressiva	–/+
Hormonsubstitution	–/+
Immunologische Therapien	–
Komplementär-medizinische Interventionen	–

Anmerkungen: + positive Effekte, – negative Effekte, –/+ keine eindeutigen Ergebnisse

4.2 Generelles Therapiemodell

Kognitiv-verhaltenstherapeutische Interventionsmaßnahmen beruhen auf den Ergebnissen wissenschaftlicher Untersuchungen und fokussieren primär auf aufrechterhaltende Faktoren:

- Aktivitätsaufbau,
- Modifikation subjektiver Krankheitsannahmen und
- Modifikation von Schlafverhalten.

Wie in Kapitel 2 aufgezeigt, sind auch darüber hinausgehende störungs-*un*spezifische Faktoren und Prozesse, wie z. B. maladaptive Bewältigungsmuster, Perfektionismus und Sozialisationserfahrungen, für das Verständnis chronischer Erschöpfungszustände relevant. Erst auf deren Hintergrund wird deutlich, wie es zu den störungsspezifischen Prozessen, wie z. B. Fixierung auf ein somatisches subjektives Krankheitsmodell, Aktivitätsvermeidung, etc., kommt und wie diese aufrechterhalten werden. Grundsätzlich sollten deswegen sowohl störungsspezifische als auch störungs*un*spezifische Faktoren und Prozesse berücksichtigt werden.

Es stellt sich dabei die grundsätzliche Frage der Funktionalität, d. h. kann man davon ausgehen, dass das Verhalten und Erleben des chronisch erschöpften Patienten in Bezug auf seine Beschwerden einen Sinn machen bzw. für ihn eine Bedeutung haben kann?

4.2.1 Annahmen zum funktionalen Zusammenhang zwischen störungsun-/individuumsspezifischen und störungsspezifischen Prozessen

Persönlichkeitseigenschaften als Pläne

Zur Verdeutlichung des funktionalen Zusammenhangs sollen die motivationalen Schemata von CFS-Patienten (siehe auch Kapitel 2.1.1.1) als verhaltens- und erlebenssteuernde Pläne genauer betrachtet werden. Es fällt auf, dass die beschriebenen motivationalen Schemata (Angst vor Versagen, das Befriedigen der (angenommenen) Ansprüche Anderer und auf das Vermeiden von Schwäche bzw. der dahinter liegenden Angst vor Zurückweisung) Vermeidungsziele darstellen, d. h. ein Großteil des intra- und interindividuellen Verhaltens und Erlebens wird bestimmt durch das Vermeiden negativer Erfahrungen. Auf diesem Hintergrund aktualisieren die akuten und starken Belastungen zu Beginn der chronischen Erschöpfung diese Vermeidungsziele und aktivieren die damit verbundenen Kognitionen, Emotionen und Verhaltensweisen. Im schlechtesten Fall tragen die dadurch initiierten Bewältigungsversuche zu einer Verschlechterung der psychischen und physischen Befindlichkeit und Chronifizierung der Problematik bei. Einerseits sind diese individuellen *wunden Punkte* auf dem Hintergrund der in Kapitel 2.1.1.3 genannten Sozialisationserfahrungen verstehbar, andererseits stellt sich die Frage, wie diese zur Erklärung der Entstehung und Aufrecherhaltung beitragen und welche Auswirkungen sie auf die psychotherapeutische Behandlung bzw. Therapiebeziehung haben.

Funktionalität subjektiver Krankheitsmodelle

Die subjektiven Erklärungen des eigenen Zustands (= *subjektives Krankheitsmodell*) und entsprechend das Krankheitsverhalten des Patienten stehen in einem funktionalen Verhältnis zu diesen Vermeidungszielen, d. h. sie sind auf deren Hintergrund nachvollziehbar und erfüllen eine wichtige intrapsychische Funktion, indem sie trotz des Wegfalls vorher erfolgreicher Bewältigungsmuster und Verhaltensmöglichkeiten (*Leistung zeigen, erfolg-*

reich sein, keine Probleme haben bzw. nicht über Probleme reden, sich belastbar zeigen, etc.) die Aktivierung wichtiger Vermeidungsziele verhindern. Es muss an dieser Stelle auch darauf hingewiesen werden, dass die postulierte Funktionalität der Symptome und krankheitsbezogener Verhaltensweisen nicht bedeutet, dass diese Symptome nicht real erlebt werden bzw. nicht auch einen psychobiologischen Hintergrund haben. Die Funktionalität ist weniger direkt (z. B. Erschöpfung → *Vermeidung von aversiven Aufgaben/Sicherung von Zuneigung*), sondern vermutlich eher indirekt (z. B. Erschöpfung → *Ich bin organisch krank* → *Ich bin nicht schuld an meinem Zustand* → *Man (Ich) kann nichts dagegen machen* → *Ich muss mich schonen* → sekundäre physiologische Veränderungen → Erschöpfung), und damit auch für den Patienten plausibel und nicht erkennbar. Das subjektive Krankheitsmodell macht aus Sicht des Patienten Sinn und ist entsprechend ich-synton.

4.2.2 Therapeutische Implikationen

Psychotherapie unter Berücksichtigung von Funktionalität

Vor dem Hintergrund der Annahme eines funktionellen Zusammenhangs zwischen störungsunspezifischen und störungsspezifischen Prozessen sind Letztere prinzipiell nicht unabhängig von den individuellen Gegebenheiten eines Patienten zu sehen. Dies bedeutet, dass die Aufrechterhaltung der Beschwerden zwar über störungsspezifische psychologische und psychobiologische Prozesse vermittelt wird, sie aber in einem funktionalen Zusammenhang mit störungsunspezifischen, d. h. individuumsspezifischen Prozessen stehen. Das Ausmaß dieses funktionalen Zusammenhangs ist Grundlage der Beziehungs- und Therapieplanung. Die Annahme einer intrapsychischen Funktionalität hat auch Auswirkungen auf die *inneren und äußeren Konsequenzen* einer Psychotherapie, d. h. mögliche Veränderungen durch die Therapie kollidieren im Einzelfall nicht nur mit den zentralen motivationalen Schemata des Patienten (→ *Aktivierung von Vermeidungszielen*), sondern haben auch Auswirkungen auf die materielle und soziale Lebenssituation. Viele Patienten haben ihr Leben auf CFS „umgestellt", so dass eine Abnahme der Erschöpfung bzw. Zunahme an Leistungsfähigkeit auch eine Zunahme an Verantwortung sowie Reduktion möglicher positiver Konsequenzen der Störung materieller (z. B. Arbeitsunfähigkeitsrente) und sozialer (z. B. Schonung durch die Familie) Art bedeuten kann. In Bezug auf die Psychotherapie stellt sich weniger die Frage, ob eine Funktionalität vorliegt, sondern wie groß diese ist und wie, wo und wann dadurch die Durchführung der Therapie beeinflusst wird. Die Möglichkeit zur eigentlichen psychotherapeutischen Arbeit (Klärung und Bewältigung problemrelevanter Zusammenhänge) setzt demnach die Analyse und einen geplanten Umgang dieses funktionalen Zusammenhangs voraus. Entsprechend wird ein generelles Vorgehen empfohlen:

– *Vorbereitung und Diagnostik:* Ziel dieser ersten Phase ist die aktive Herstellung einer tragfähigen Therapiebeziehung zum Patienten, die Entwick-

lung einer Motivation zur Psychotherapie und die Gewinnung von verständnis- und therapierelevanten Informationen (siehe Abbildung 7).
- *Intervention:* Die erarbeiteten Möglichkeiten und Informationen der ersten Phase sollen nun genutzt werden, ein Veränderungsmodell zu erstellen und durch Klärungs- und Bewältigungsinterventionen entsprechend umzusetzen (siehe Abbildung 10).
- *Stabilisierung:* In der letzen Phase sollen erreichte Veränderungen immer weiter generalisiert und stabilisiert werden. Allfällige Probleme bzw. der Umgang damit werden besprochen bzw. eingeübt (siehe Abbildung 11).

Auf Grund der beschriebenen Vielfalt der möglichen Ursachen chronischer Erschöpfungszustände ist das im Folgenden beschriebene Vorgehen nicht das einzig Mögliche, sondern ein Mögliches. Es orientiert sich dabei eher an schwierigen Patienten, was zur Folge hat, dass nicht alle angesprochenen Punkte für alle Patienten von entsprechender Bedeutung sind. Die Dauer der dargestellten Therapie ist natürlich vom Einzelfall abhängig, ein Therapieumfang von 30 bis 40 Stunden ist jedoch realistisch (vgl. auch Karte „Therapieablauf" im Anhang des Buches).

4.3 Vorbereitungs- und Diagnostikphase

In dieser ersten Phase der Therapie gilt es, die Voraussetzungen für die Durchführung der Therapie mit dem Patienten zu erarbeiten, d. h.

Ziele der 1. Phase

- zum Patienten eine therapeutische Beziehung aufzubauen und mit ihm die Motivation zu einer psychotherapeutischen Behandlung zu erarbeiten, die das Klären und Verändern zentraler Punkte ermöglicht und
- fallspezifische Informationen zu sammeln und zu integrieren, um gemeinsam mit dem Patienten Ansatzpunkt für mögliche Interventionen zu finden.

Abbildung 7 zeigt einen zeitlichen und methodischen Ablauf für die Gewinnung notwendiger Informationen (Abb. 7, Mitte) und schlägt deren inhaltliche Strukturierung vor (Abb. 7, rechts). Die eingesetzten und in Abbildung 7 dargestellten Verfahren werden als bekannt vorausgesetzt und nur in Bezug auf ihre Anwendung bei chronisch erschöpften Patienten beschrieben. Diese erste Therapiephase ist sozusagen das Nadelöhr der Behandlung und deswegen von großer Bedeutung. In der Regel umfasst diese Therapiephase 10 Sitzungen.

4.3.1 Aufbau einer therapeutischen Beziehung

Aktive Beziehungsgestaltung ist spezifische Therapiemethode bei CFS

Eine gestörte bzw. schwierige Arzt/Psychiater/Psychotherapeuten-Patienten-Beziehung ist bei chronisch erschöpften Patienten quasi ein inoffizielles Definitionsmerkmal. In der Regel haben Patienten bei Therapiebeginn mehrere „gescheiterte" Arzt/Psychiater/Psychotherapeuten-Beziehungen

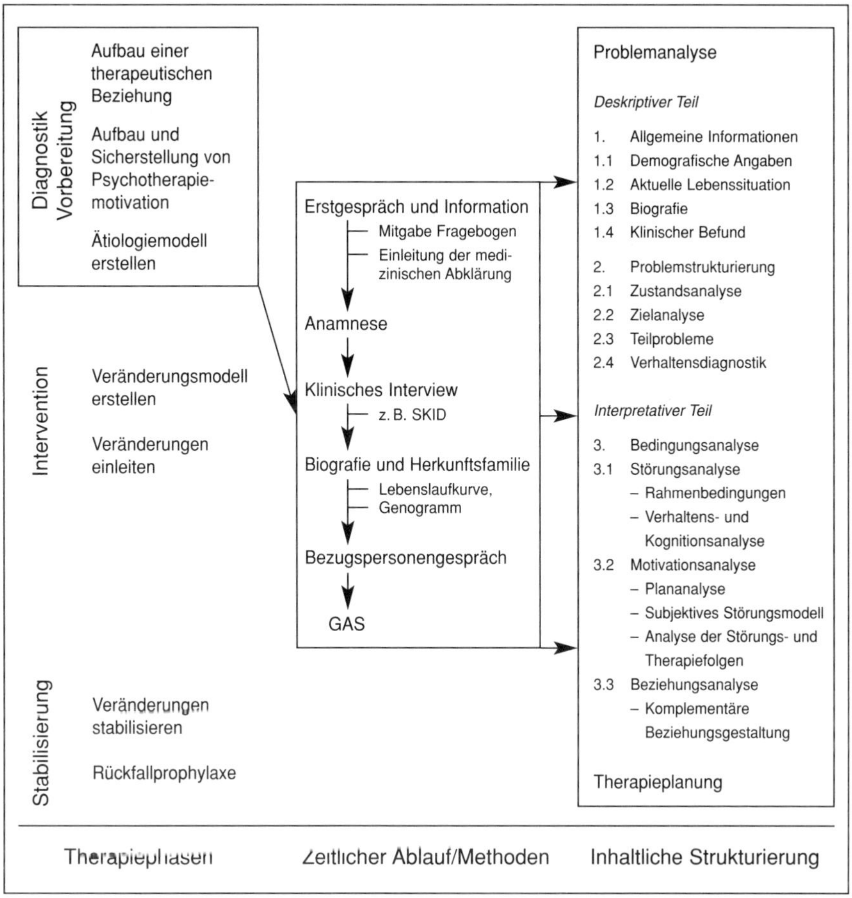

Abbildung 7:
Zeitliches und inhaltliches Ablaufschema der Diagnostik-/Vorbereitungsphase

und eine entsprechende Patientenkarriere hinter sich. Die Ursachen dafür sind meist nicht in mangelndem Fachwissen oder grundsätzlich sozial inadäquaten Verhalten auf Seiten des Arztes/Psychiaters/Psychotherapeuten zu finden. Die Einleitung und Durchführung einer psychotherapeutischen Behandlung von chronisch erschöpften Patienten wird dadurch erschwert, dass

- das Interaktionsverhalten des Patienten in der Therapiesitzung oft problematisch ist,
- in den seltensten Fällen bereits zu Beginn eine „echte“ Psychotherapiemotivation besteht,
- die Annahmen des Patienten zu den Ursachen seiner Beschwerden meist nicht mit den tatsächlichen Ursachen übereinstimmen und
- unterschiedliche Zielvorstellungen vorliegen.

Schwieriges Interaktionsverhalten

Chronisch erschöpfte Patienten zeigen in vielen Situationen auffälliges Interaktionsverhalten (lange Symptomberichte, Klagen über andere Ärzte/Psychiater/Psychotherapeuten, Diskussionen über aktuelle/umstrittene Forschungsergebnisse, eindeutige Ablehnung von psychischen Annahmen, direktes oder indirektes inhaltliches Vermeidungsverhalten, etc.), welches möglicherweise auf Grund der bisherigen Erfahrungen des Patienten inhaltlich plausibel erscheint, aber als Folge die therapeutische Arbeit massiv behindert. Dieses Interaktionsverhalten ist weniger explizite Absicht des „schwierigen" Patienten als vielmehr ein genuiner Aspekt der Störung (siehe dazu: Sachse, 1995, S. 170 ff.). Eine geplante individuumsspezifische Analyse und Gestaltung bzw. Sicherstellung der therapeutischen Beziehung und der Therapiemotivation ist entsprechend Grundlage und Voraussetzung sowie auch spezifischer Bestandteil der Behandlung von CFS-Patienten. Die Bedeutung dieser beiden Punkte ist aber vom Einzelfall abhängig.

Im (eher seltenen) einfachen Fall ist der Patient für eine *Psycho*therapie motiviert und zeigt entsprechend ein kooperatives Interaktionsverhalten, im (eher häufigeren) schwierigen Fall ist der Patient nur beim Psychotherapeuten, weil z. B. alles andere nichts brachte bzw. weil er zeigen will, dass er *nicht* „psychisch krank" ist und entsprechend ist das Interaktionsverhalten eher schwierig und die Therapiemotivation gering.

Um dies zu vermeiden sollte eine tragfähige Beziehung zum Patienten von Beginn an aktiv geplant und über die Dauer der Therapie gepflegt werden. Die Grundlage eines adäquaten Therapeutenverhaltens sollte individuumsspezifisch in der Motivations- und Beziehungsanalyse erarbeitet und in einer geplanten und prozessbegleitenden komplementären Beziehungsgestaltung individuumsspezifisch umgesetzt werden.

4.3.1.1 Komplementäre Beziehungsgestaltung

Das Ziel der komplementären Beziehungsgestaltung besteht darin, den Patienten in seinen Interaktionszielen zu bestätigen, so dass das aus Sicht des Patienten sinnvolle, für die therapeutische Beziehung aber eher problematische Interaktionsverhalten reduziert und der Weg für relevante und zentrale Themen frei wird. Das direkte Ansprechen dieses Verhaltens und der problematischen Themen ist zu einem frühen Zeitpunkt meist nicht möglich, da der Patient erst erfahren muss, dass er in der Therapie verstanden und akzeptiert wird, unabhängig davon, ob z. B. objektive Ursachen für seine Beschwerden vorliegen oder nicht.

Schluss auf Interaktionsziele

Eine einfache und schnelle Art, die dem Erleben und Verhalten des Patienten zu Grunde liegenden interaktionellen Pläne zu erschließen und sich dazu komplementär zu verhalten besteht darin, folgende Fragen zu beantworten und in verbales und nonverbales Verhalten zu „übersetzen":

- Was löst der Patient mit seinem Verhalten/Gesagtem bei mir aus? Worauf lässt dies schließen? Was will er damit bei mir erreichen?
- Was muss ich verbal und nonverbal vermeiden, um den Patienten nicht zu verletzen?
- Was muss ich verbal und nonverbal tun, damit der Patient sich verstanden und wertgeschätzt fühlt?

Auf dieser Grundlage der Motivations- und Beziehungsanalyse kann das verbale und nonverbale Interaktionsverhalten des Therapeuten so gestaltet werden, dass er sich komplementär zu dem Verhalten der zu Grunde liegenden interaktionellen Pläne und nicht komplementär zum Verhalten an sich verhält. Ein Beispiel dazu findet sich im folgenden Kasten.

Beispiel für komplementäre Beziehungsgestaltung	
Situation: 2. Termin, Patient hat im Erstgespräch ca. 100 Seiten Arztberichte und Internetausdrucke mitgebracht	
Patient: Haben Sie meine Unterlagen gelesen? Ich möchte nicht alles noch mal wiederholen! Es ist darin ersichtlich, dass ich eine chronische EBV-Infektion habe, meine Antikörpertiter waren letztes Jahr ganz hoch. Außerdem zeigt sich in verschiedenen Tests eine klare Schwermetallvergiftung. Ich lasse das gerade ausleiten, mein Homöopath hat mir gesagt ich darf mich da auf keinen Fall anstrengen!	
Mögliche Pläne des Patienten	
– Erwecke den Eindruck, dass du motiviert bist mitzumachen – Kontrolliere das Gespräch – Vermeide auf jeden Fall über „Psychologisches“ zu sprechen – Mache deutlich, dass du organisch erkrankt bist und hier eigentlich nichts verloren hast – Zeige dem Therapeuten, dass deine Symptome rein organisch bedingt sind und er dich und deine Symptome deshalb ernst nimmt – Vermeide abgewertet zu werden	
Therapeutenreaktion komplementär zum Verhalten:	**Therapeutenreaktion komplementär zu den Plänen des Patienten:**
Nonverbal: Nimmt den Unterlagenstapel und legt ihn zur Seite, lehnt sich zurück und faltet die Hände vor sich.	*Nonverbal:* Die Unterlagen bleiben auf dem Tisch, der Therapeut nimmt eine aktive, interessierte Haltung ein (ist dem Patient zugeneigt, offene Arme, freundlicher, interessierter Blick).

Verbal: Es tut mir wirklich leid, ich habe einfach zu wenig Zeit gehabt, das Ganze zu lesen. Ich bin ja auch Psychologe und kein Mediziner. Und ich möchte auch hinzufügen, dass die Sache mit den Schwermetallen doch sehr umstritten ist, ich weiß nicht ob wir hier darüber sprechen sollten. Ich kann sie aber beruhigen, wir machen heute nichts Anstrengendes, da ich nur ein paar Fragen an Sie habe um mir ein genaueres Bild von Ihnen machen zu können.	*Verbal:* Ich möchte mich bedanken, dass Sie sich die Mühe gemacht haben, mir diese Materialen zu Verfügung zu stellen. Ich möchte vorher einen wichtigen Punkt klären und ich bin dankbar, dass Sie mich darauf hingewiesen haben. Ich kann mir vorstellen, dass dies alles für Sie sehr anstrengend ist. Wollen wir es so machen, dass wir eine kleine Pause machen, wenn es für Sie zu anstrengend wird? Wenn ich mir diese medizinischen Befunde ansehen, dann kann ich mir vorstellen, wie aufwändig es gewesen sein muss, die ganzen Tests und Untersuchungen zu machen. Ich muss Ihnen auch sagen, dass ich mich mit diesen medizinischen Befunden nicht gut genug auskenne, um sie adäquat zu beurteilen zu können. Ich weiß auch noch nicht, ob ich Ihnen überhaupt helfen kann. Ich kann mir aber vorstellen, dass es wirklich frustrierend sein muss, trotz all dieser Befunde keine wirkliche Hilfe bekommen zu haben. Sie haben ja jetzt diese starken Beschwerden schon seit so langer Zeit, wie ist das für Sie?
Patient: Also, ich habe doch gesagt, dass ich nicht immer alles nochmals sagen will. Lesen Sie die Befunde doch mal durch. Ich habe langsam Zweifel, ob Sie sich wirklich mit CFS auskennen! Außerdem gibt es eindeutige Belege dafür, dass Schwermetalle eine Rolle spielen!	*Patient:* Ja, dass ist schon ein hartes Los. Keiner glaubt mir, dass ich krank bin. Ich bin von Pontius zu Pilatus gegangen. Immer machen sie einem Hoffnung und dann wird man untersucht, letztendlich passieren tut dann aber nichts. Das ich noch nicht verrückt geworden bin, ist ein Wunder!

Um die Bedeutung der Beziehungsgestaltung selbst zu erfahren, ist ein Selbstversuch empfehlenswert (siehe Kasten).

Selbstversuch: Ich habe eine Grippe!
Stellen Sie sich vor, Sie hätten eine Grippe und gingen damit zum Arzt. Dieser würde sehr schnell das Thema auf Ihr Arbeitspensum, Privatleben und Freizeitverhalten lenken und Ihren Zustand darauf zurückführen (womit er gemäß neuerer Forschungsergebnisse gar nicht so falsch läge). Auf Ihre wiederholte Frage nach lindernden Medikamenten, möglichen Untersuchungen und einer Krankschreibung reagiert er nicht auf Ihre Anliegen, sondern reagiert mit immer genaueren Fragen zu Ihrem Privatleben. Würden Sie sich verstanden, akzeptiert und wertgeschätzt fühlen? Würden Sie bereitwillig Auskunft geben? Würden Sie bei diesem Arzt bleiben?

4.3.2 Aufbau und Sicherstellung von Psychotherapiemotivation

Chronisch erschöpfte Patienten kommen aus den unterschiedlichsten Gründen und mit den unterschiedlichsten Zielsetzungen zu einem Erst- bzw. Informationsgespräch zum Psychotherapeuten. Ob der Erstkontakt der Anfang einer Psychotherapie oder „nur" ein Informationsgespräch sein wird, hängt neben der Therapieindikation auch von der Therapiemotivation des Patienten ab. In den seltensten Fällen besteht zwischen Therapeut und Patient von Anfang an Einigkeit über Notwendigkeit, Begründung, Angemessenheit, Ziele und Vorgehensweisen von Psychotherapie. Das erste Gespräch ist somit als Nadelöhr der Therapie zu sehen und ist deshalb von großer Bedeutung. Folgende Punkte sind zu beachten:

- Patienten haben oft eine ablehnende Haltung gegenüber Psychotherapeuten, die weniger auf direkter (negativer) Erfahrung basiert, sondern eher Folge der als stigmatisierend erlebten Vermutung, dass das ja *„irgendwie psychisch sein muss, weil somatisch ja alles in Ordnung ist"* ist. Viele CFS-Patienten kommen zum Psychotherapeuten, um diesem zu zeigen, dass dies *nicht* der Fall ist.
- Chronisch erschöpfte Patienten wissen oft gar nicht, was Psychotherapie ist bzw. wie diese funktioniert.
- Schon der Kontakt mit einem Psychotherapeuten kann zu einer Aktivierung maladaptiver Bewältigungsmuster führen. Grundsätzlich empfiehlt es sich, sich komplementär zu den *Ursachen* dieses Verhaltens und nicht zum Verhalten an sich zu verhalten. Entsprechend müssen das Ausmaß der Psychotherapiemotivation bestimmt, die Gründe für ein Fehlen derselben analysiert und entsprechende Schritte eingeleitet werden.

Transtheoretisches Modell

In Bezug auf das Ausmaß der motivationalen Bereitschaft für Veränderung können anhand des Transtheoretischen Modells von Prochaska und DiClemente (1982, Tabelle 13) verschiedene Phasen unterschieden werden, die dann auch unterschiedliche Interventionen zur Änderung der Psychotherapiemotivation implizieren. Hilfreich ist dabei auch die prinzipielle Unterscheidung von Therapiemotivation (*Ja, ich gehe zum Psychotherapeuten*) und Änderungsmotivation (*Ja, ich gehe zum Psychotherapeuten und möchte dort an mir arbeiten;* siehe dazu: Sachse, 1996, S. 181). Die in Tabelle 13 vorgeschlagene Unterscheidung kann als hilfreicher Ansatzpunkt für die inhaltliche und zeitliche Gestaltung der Therapie genutzt werden.

Tabelle 13:
Transtheoretische Veränderungsphasen (Modifiziert in Anlehnung an: Maurischat et al., 2002)

Phase	Inhaltliche Definitionsbeispiele
Sorglosigkeit *(precontemplation)*	Ich bin überzeugt, dass es ein Medikament gibt, mit dessen Hilfe ich meine chronische Erschöpfung loswerden kann. Es gibt nichts, was ich selber ändern kann.
Bewusstwerden *(contemplation)*	Ich bin mir nicht sicher, ob ich meine Erschöpfung beeinflussen kann/Ich beginne zu vermuten, dass es keine ausschließlich medizinische Erklärung meiner Erschöpfung gibt.
Vorbereitung *(preparation)*	Ich habe ernsthafte Absichten, mit meiner Erschöpfung anders umzugehen/Ich werde in naher Zukunft Hilfe in Anspruch nehmen, um besser mit meiner Erschöpfung umgehen zu können.
Handlung *(action)*	Ich arbeite aktiv daran, mit meiner Erschöpfung anders umzugehen/Ich lerne in letzter Zeit verschiedene Strategien, um mit meiner Erschöpfung besser umgehen zu können.
Aufrechterhaltung *(maintenance)*	Wenn sich meine Symptome verschlimmern, weiß ich was ich tun kann und lasse mich nicht aus dem Konzept bringen.

Verschiedene Gründe für eine fehlende Psychotherapiemotivation sind möglich:

- Funktionalität der subjektiven Krankheitsmodelle, d. h. eine Befindlichkeitsverbesserung durch Psychotherapie ist nicht akzeptabel (im Sinne von: *Wenn etwas durch Psychotherapie besser wird, bedeutet dies auch, dass psychische Ursachen vorliegen*).
- Fehlende oder falsche Informationen über die Vorgehensweise und Indikation von Psychotherapie.
- Negatives Kosten-Nutzen-Verhältnis (z. B. unzureichender Leidensdruck, Verlust von materiellem und sozialem Störungsgewinn).

Problemzentrierte Perspektive

Aus einer problemzentrierten Perspektive können entsprechend explizite und implizite Strategien eingesetzt werden (siehe Tabelle 14). Es sollte auch hinterfragt werden, ob eine fehlende Psychotherapiemotivation ausschließlich oder hauptsächlich durch fehlendes Wissen (z. B. über die Interaktion von psychischen, verhaltenbezogenen und physiologischen Prozessen) bedingt sein kann.

Gefahr der Plausibilitätsfalle

Die ausschließliche Erklärung einer fehlenden Psychotherapiemotivation über dieses „Nicht-Können/Nicht-Wissen" (im Gegensatz zu „Nicht-Wollen") birgt die Gefahr einer „Plausibilitätsfalle":

Tabelle 14:
Explizite und implizite problemzentrierte Strategien zum Aufbau von Psychotherapiemotivation

Ursache für fehlende Psychotherapie-motivation	Therapeutische Strategien
Funktionalität subjektiver Krankheitsmodelle	Explizit: Direktes Ansprechen des Themas: *Ich kann verstehen, dass das für Sie kaum nachvollziehbar ist/Wie ist das für Sie: Sie haben körperliche Beschwerden und sitzen hier bei mir?* Implizit: Komplementäre Beziehungsgestaltung
Befürchtungen in eine „psychologische Schublade" gesteckt und nicht ernst genommen zu werden	Explizit: Direktes Ansprechen und Informationen geben, z. B. Psychotherapie = psychische Störung, da auch bei körperlichen Erkrankungen sinnvoll (im Sinne von Verbesserung des Umgangs mit der Krankheit, Bewältigung der schweren Belastung durch die Krankheit, etc.) Implizit: Therapie so gestalten, dass Patient viel Kontrollmöglichkeiten und Mitbestimmung erhält (Fragebogen grafisch auswerten und mit Patient besprechen, Vorgehen besprechen und begründen), Psychodiagnostik erklären und deren generelle Notwendigkeit betonen (→ Bedingung für CFS-Diagnose und relevant für Therapieplanung)
Schlechte direkte oder indirekte Erfahrungen mit Psychotherapeuten und Psychiatern	Explizit: Thema ansprechen, nicht über die Angemessenheit der negativen Beurteilung des Patienten diskutieren, sondern die Bedeutung für die aktuelle Therapie klären: *Was können wir machen, damit sich diese negativen Erfahrungen nicht wiederholen?* Implizit: Beziehungstests antizipieren, Thema Raum und Zeit geben, Annahmen und Befürchtungen ernst nehmen
Falsche oder fehlende Informationen zum Vorgehen und zur Zielsetzungen von Psychotherapie	Explizit: Thema ansprechen, Vorgehen, Möglichkeiten, Grenzen, Zielsetzungen und Annahmen der Psychotherapie erklären, *Was bedeutet es für Sie, hier in Psychotherapie zu sein/Was sagt Ihr Umfeld dazu?* Implizit: Thema Raum und Zeit geben, Annahmen und Befürchtungen ernst nehmen
Negatives Kosten-Nutzen-Verhältnis von Psychotherapie	Explizit: Thema explizieren (*Es interessiert mich, was würde alles mit Ihnen und Ihrem Leben passieren, wenn Sie wieder gesund wären?*) Auswirkungen auf Bedürfnisbefriedigung, Lebensperspektive und Zielerfüllung ansprechen, 4-Felder-Schema (kurz-/langfristige und pos./neg. Konsequenzen von Veränderungen/Nichtveränderung) Implizit: Bei fehlendem Leidensdruck: Eigene emotionale Betroffenheit zeigen, bei Störungsgewinn: Alternativverhalten verstärken

- Ist es wirklich plausibel, dass ein Patient im Verlauf seiner meist mehrjährigen Krankheitsgeschichte nicht von seiner Umgebung (Arzt, soziales Umfeld, Medien, etc.) Hinweise bekommen hat, dass bestimmte psychische und verhaltensbezogene Faktoren und Prozesse einen Einfluss auf sein Befinden haben?
- Ist es wirklich so, dass der Patient noch nie die Erfahrung gemacht hat, dass sein Verhalten und Erleben in Zusammenhang mit seiner Befindlichkeit stehen?

Das Ausblenden dieser Hinweise, Erfahrungen und Informationen muss dabei nicht bewusst geschehen, sondern ist auch als Folge einer selektiven impliziten Informationsverarbeitung und -speicherung zu sehen. Dies bedeutet, dass eine explizite = „reine" Informationsvermittlung (beispielsweise: *Stress und Inaktivität führen zu physiologischen Veränderungen und diese zu Erschöpfung*) an der eigentlichen Problematik vorbeigehen, bestenfalls toleriert werden und oft in der Frage des Patienten enden: *Und welche Medikamente kann ich nun dagegen nehmen*? Besser ist ein implizites Vorgehen, d. h. der Patient bekommt im Verlauf der Therapie die Möglichkeiten entsprechende korrektive Erfahrungen zu machen.

Voraussetzungen für inhaltliches Arbeiten

Die Vermittlung problemrelevanter Informationen sollte deswegen in Abhängigkeit vom Ausmaß der vorliegenden Funktionalität des subjektiven Krankheitsmodells und der Qualität der Therapiebeziehung erfolgen. Je mehr der Patient sich verstanden, wertgeschätzt und akzeptiert fühlt, desto weniger selbstwertschädigend werden mögliche Zusammenhänge zwischen eigenem Verhalten und Erleben und den Beschwerden vom Patienten wahrgenommen. Entsprechend ist die Steigerung des Problembewusstseins hin zur Psychotherapiemotivation (bzw. in Bezug auf das Transtheoretische Modell eine Veränderung von *precontemplation* über *contemplation* hin zur *preparation* und *action*) ein Prozess, der sich über die gesamte erste Phase der Therapie zieht.

4.3.2.1 Ressourcenaktivierung

Ressourcenzentrierte Perspektive

Neben den in Tabelle 14 beschriebenen problemzentrierten Strategien empfiehlt sich auch eine gezielte Ressourcenaktivierung, d. h. die Nutzung und Förderung der positiven Aspekte des Patienten (z.B. Einstellungen, Motivationen, Fähigkeiten und soziales Umfeld, siehe Tabelle 15). Ein gut gemeintes, aber defizitär-, d. h. problemorientiertes Vorgehen (im Sinne von: *Sie machen das und das falsch und wenn wir das ändern, dann wird es ihnen besser gehen*) bewirkt im schlimmsten Fall, dass der Patient sich rechtfertigt bzw. sich gegen eine solche Beurteilung wehrt, z. B. indem er sich auf eine organische Ursache seiner Beschwerden festlegt.

Neben offensichtlich hilfreichen Stärken können unter der Ressourcenperspektive auch bestimmte Verhaltensweisen des Patienten, die auf den ers-

Tabelle 15:
Stärken und Ressourcen

Können	Fähigkeiten, Kompetenzen
Wissen	Bewusstsein für problemrelevante Zusammenhänge
Wollen	Vorhandene Motivationen, Einsatzbereitschaften, Engagement
Zwischenmenschliche Beziehungen	Als Ressourcen nutzbare Bezugspersonen
Lebenssituation	Finanzen, Wohnverhältnisse, u. Ä.

ten Blick problematisch erscheinen, gewinnbringend in der Therapie genutzt werden. Beispielsweise kommt es sehr häufig vor, dass Patienten umfangreiche Internet-Recherchen über die möglichen Ursachen ihrer Beschwerden durchführen und den Therapeuten damit konfrontieren. Auch wenn dieses Verhalten an sich nicht therapieförderlich ist, zeigt es doch, dass der Patient in der Lage ist (→ Können) komplexe Sachverhalte zu erarbeiten und zu verstehen und auch willens ist (→ Wollen) genau verstehen zu wollen, warum er diese Beschwerden hat. Die beiden Ressourcen können z. B. in der Entwicklung eines individuellen psychobiologischen Ätiologiemodells genutzt werden.

Versteckte Ressourcen

4.3.3 Gewinnung von verständnis- und therapierelevanten Informationen

Die psychotherapeutische Behandlung chronischer Erschöpfung wird nicht nur durch das problematische Interaktionsverhalten und die geringe Psychotherapiemotivation erschwert, sondern zusätzlich auch dadurch, dass chronische Erschöpfung an sich

- nicht auf eine spezifische Ursache zurückzuführen bzw. kein spezifisches Symptom ist
- und dementsprechend keine spezifische Indikation impliziert, d. h. nicht ausschließlich durch eine spezifische psychotherapeutische Intervention zu behandeln ist.

Dies bedeutet, dass eine differenzierte Problemanalyse und aktive Therapieplanung nicht nur ein wichtiger Bestandteil einer psychotherapeutischen Behandlung chronischer Erschöpfung ist, sondern die Voraussetzung dafür darstellt. Sie sollte sowohl störungs*un*-, d. h. individuumsspezifische sowie auch störungsspezifische Informationen umfassen und deren inhaltliche und zeitliche Zusammenhänge beschreiben. Anhand der Problemanalyse kann dann eine individuelle Therapieplanung erfolgen, welche die Klärung und Bewältigung problemrelevanter Aspekte sowie eine adäquate Ressourcenaktivierung berücksichtigen sollte. Die Problemanalyse beinhaltet auch den in Kapitel 3 beschriebenen diagnostischen Prozess, sie geht aber inhaltlich

Bedeutung von Problemanalyse und Therapieplanung

darüber hinaus und liefert weitere therapierelevante Informationen. Abbildung 7 (Mitte und rechts) zeigt das zeitliche und inhaltliche Vorgehen (in Anlehnung an Schulte, 1996; Grawe, 1998).

Die tatsächliche zeitliche Umsetzung des in Abbildung 7 vorgeschlagenen Vorgehens muss sich an den Erfordernissen des Einzelfalls orientieren und ist deswegen nicht an eine bestimmte Anzahl von Sitzungen gebunden. Auf eine detaillierte Darstellung der Durchführung der Problemanalyse und Therapieplanung soll an dieser Stelle mit Verweis auf Schulte (1996) und Grawe (1998) verzichtet werden. Einzelne Aspekte bzw. Methoden sollen jedoch in Bezug auf ihre Durchführung bei chronisch Erschöpften beschrieben werden. Die Gliederung orientiert sich dabei am inhaltlichen Ablaufschema der Problemanalyse und Therapieplanung (siehe Abbildung 7, rechts).

4.3.3.1 Deskriptiver Teil: Allgemeine Informationen

Die Informationen zur Ausgangslage umfassen die allgemeinen Angaben zum Patienten, seinen Beschwerden sowie umfangreiche Informationen zu seinem sozialen Umfeld und seiner Biografie. Die Informationen zu den einzelnen Bereichen können durch die Ergebnisse der Fragebogen und durch Informationen von Bezugspersonen ergänzt werden. Die Generierung dieser Informationen sollte nicht nur auf Grund der Menge, sondern vor allem auf Grund inhaltlicher Überlegungen gestaffelt erfolgen. Die Frage nach gewissen Informationen erfordert eine Vertrauensbasis auf Seiten des Patienten, die nicht immer schon in der ersten Sitzung vorhanden ist bzw. meist erst erarbeitet werden muss.

Gewinnung biografischer Informationen

Auf dem Hintergrund der Bedeutung störungs*un*spezifischer Prozesse sind biografische Informationen von großer Bedeutung. Ein Großteil dieser Informationen können mit dem Patienten in der Entwicklung einer Lebenslaufkurve gewonnen werden (siehe Abbildung 8). Ein großer Vorteil dieses Verfahrens besteht darin, dass man dadurch mit dem Patienten einen „Blick in die Tiefe“ bekommt und erfahrene Belastungen mit erlebten Symptomen in Beziehung setzen kann. Oft zeigt sich dadurch, dass bestimmte somatische Beschwerden schon vor Beginn der eigentlichen Störung auftraten.

4.3.3.2 Deskriptiver Teil: Problemstrukturierung

Zustandsanalyse: Eine differenzialdiagnostische Abklärung vorliegender und/oder komorbider Störungen ist unbedingt notwendig. Die Diagnose „CFS“ ist weder das erklärte Ziel noch sollte sie vor Abschluss der diagnostischen Abklärung vergeben werden. Auf keinen Fall sollten Selbstdiagnosen des Patienten (*Ich habe die CFS-Kriterien im Internet gefunden und sie treffen alle auf mich zu, deswegen habe ich CFS*) unüberprüft übernommen werden. Vorliegende Störungen sollten entsprechend der DSM- oder

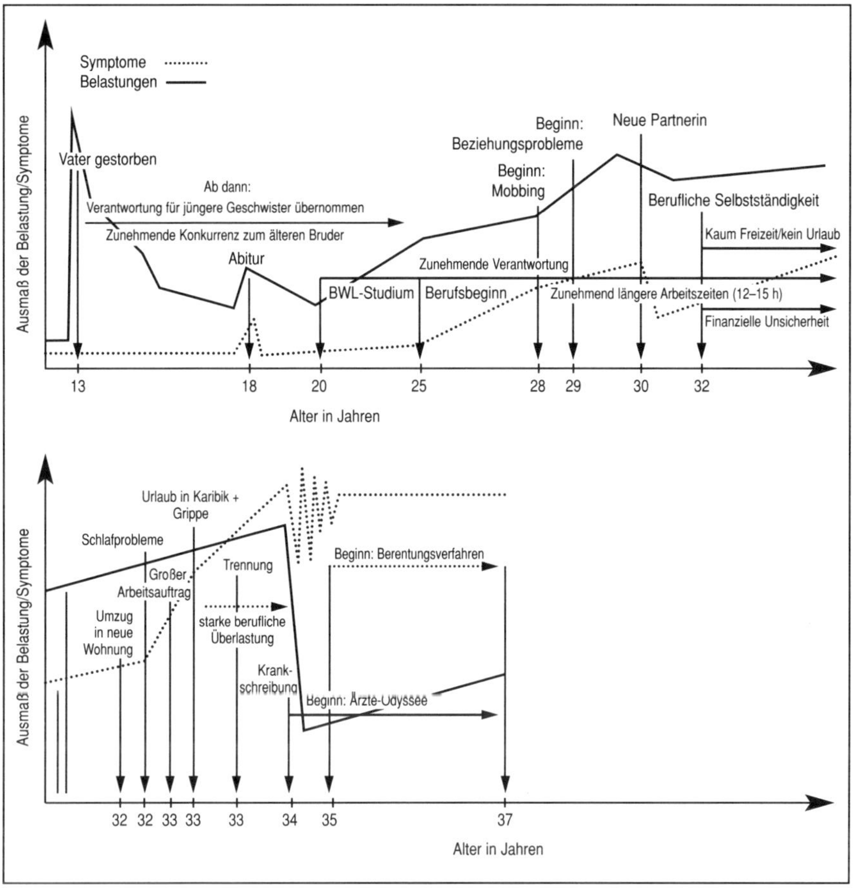

Abbildung 8:
Beispiel einer Lebenslaufkurve anhand des Fallbeispiels 2

ICD-Kategorien in der Zustandsanalyse aufgeführt und entsprechend ihrer Bedeutung für die Beschwerden des Patienten bewertet werden. Zusätzlich zu diesen Störungsangaben sollten die Stärken und Ressourcen des Patienten angegeben werden (siehe Tabelle 15).

Zielanalyse: Bei der Formulierung der Therapieziele im Rahmen der Zielanalyse gilt vor allem zu überprüfen, ob die vom Patienten genannten Ziele durch Psychotherapie erreicht werden können und auch ob es sinnvoll ist, bestimmte Ziele zu erreichen bzw. dem Patienten dabei zu helfen, diese zu erreichen. Oft wird der Wunsch geäußert, *wieder genauso zu werden wie früher*, d. h. den Zustand zu erreichen, der möglicherweise dazu geführt hat, dass die Beschwerden entstanden sind. Viele CFS-Patienten haben ein somato-medizinisches Therapiemodell, d. h. sie erwarten, dass etwas mit ihnen gemacht wird und es ihnen dann besser geht. Therapieziele, ver-

Sinnvolle Therapieziele

standen als Vertrag zwischen Psychotherapeut und Patient, sollten Ansatzpunkt für psychotherapeutische Veränderungen bieten und entsprechend auch Veränderungen auf Seiten des Patienten umfassen. Je konkreter und spezifischer Ziele definiert werden, desto besser. Die Voraussetzungen für „gute" Therapieziele wachsen mit der Zunahme an Informationen und Verständnis für den Einzelfall (auf Seiten des Therapeuten *und* des Patienten) und der Entwicklung einer therapeutische Beziehung im Verlauf der Problemanalyse, so dass es sich empfiehlt, die Erarbeitung der Ziele an das Ende der Problemanalyse zu setzen. Der hohe Stellenwert realistischer, konkreter und sinnvoller Therapieziele sollte nicht nur explizit geäußert, sondern auch implizit dadurch betont werden, dass z. B. ein ganzer Termin dafür reserviert wird und die herausgearbeiteten Ziele quasi als Vertrag zwischen Patient und Therapeut schriftlich anhand einer *Goal Attainment Scaling* (GAS) festgehalten werden.

Teilprobleme: Neben der Strukturierung der Therapieziele zwischen Therapeut und Patient ist die Definition von Teilproblemen sinnvoll. Diese umfassen

- die vorliegenden Symptome und Störungen sowie die definierten Therapieziele des Patienten (*störungsbezogene* Teilprobleme) und
- störungsunspezifische = individiumsspezifische = *prozessbezogene* Teilprobleme.

Interaktion störungs- und individuums-bezogener Teilprobleme berücksichtigen

Gerade bei chronisch Erschöpften ist die Formulierung *störungs- und prozessbezogerner* Teilprobleme von großer Bedeutung. Beispielsweise ist die Bearbeitung störungsbezogener Teilprobleme (z. B. Teufelskreis aus körperlichem Schonungsverhalten und Überaktivität mit anschließender Symptomverstärkung, Inaktivität und Schlafstörungen) im Rahmen einer Psychotherapie kaum möglich, wenn die Bearbeitung und Veränderung der eigenen Anteile an diesen Teilproblemen mit der Ablehnung der Existenz dieser Anteile (*Ich bin erschöpft, weil ich einen unbekannten Virus habe. Dagegen kann ich nichts machen*) kollidiert. Die inhaltliche und zeitliche Hierarchisierung der definierten Teilprobleme ist Aufgabe der Therapieplanung.

Einbezug von psychometrischen Verfahren

Verhaltensdiagnostik: Die Verhaltensdiagnostik durch psychometrische Tests und Selbstbeobachtung (*Verlaufsmessung;* siehe Anhang, S. 106) ermöglicht die weitere Beschreibung und auch Validierung der definierten Teilprobleme. Der Einsatz psychometrischer Selbstbeschreibungsinstrumente hat aber auch den Vorteil, dass der Patient „schwarz-auf-weiß" sieht, wo Auffälligkeiten vorliegen, die dann auch als Ansatz psychotherapeutischer Veränderungen dienen können.

4.3.3.3 Interpretativer Teil: Bedingungsanalyse

Horizontale Störungsanalyse

Die Bedingungsanalyse ist auf das in der Psychotherapie zu verändernde aktuelle Verhalten ausgerichtet (*horizontale* Problemanalyse), ermöglicht aber auch die Darstellung des Zusammenhangs mit situationsübergreifenden Erlebens- und Verhaltensmustern, die in der Plananalyse beschrieben werden (*vertikale* Problemanalyse). Anzumerken ist, dass die angenommenen Erlebens- und Verhaltensbedingungen Hypothesen darstellen und im Lauf der weiteren Therapie fortwährend überprüft werden sollen und erweitert werden können. Der folgende Kasten enthält dazu wichtige Ansatzpunkte.

Vertikale Störungsanalyse

Therapierelevante Ansatzpunkte
– Lassen sich, auch zeitlich deutlich vorgelagerte, Auslöser, z. B. Ereignisse, Verhaltensweisen, Belastungen und Gefühle von Symptomverschlechterungen identifizieren (siehe *Erschöpfungstagebuch* im Anhang, S. 108)? – Wie reagiert der Patient auf Symptomverschlechterungen (Kognitionen, Emotionen, Verhalten)? – Steht problemrelevantes Verhalten (Auslösung von Symptomverschlechterung und die Reaktionen darauf) in Zusammenhang mit störungsunspezifischem Verhalten (Ziele, Wertvorstellungen, Bewältigungsverhalten, etc.) und wenn ja, wie? – Wie reagiert das soziale Umfeld auf die Symptomverschlechterungen?

Mit der Bedingungsanalyse werden anhand der erhobenen Informationen Hypothesen und Annahmen zu den störungs*unspezifischen* und *-spezifischen* Prozessen formuliert, welche in einem funktionalen Problemverständnis zusammengeführt werden. Sie umfasst die Analyse der Bedingungen, die für das Problem verantwortlich sind und die bei der Psychotherapie berücksichtigt werden müssen. In Anbetracht der beschriebenen störungsunspezifischen und -spezifischen Prozesse ist es sinnvoll, sowohl auf die antezedenten und konsequenten Bedingungen des Problemverhaltens (→ *horizontale* Problemanalyse, siehe Abbildung 9) wie auch auf die diesem Verhalten zu Grunde liegenden motivationalen Bedingungen im Rahmen der Motivationsanalyse (→ *vertikale* Problemanalyse = Plananalyse) einzugehen.

4.3.4 Therapieplanung

Anhand der Informationen und Interpretationen aus Anamnese und horizontaler wie auch vertikaler Problemanalyse sollen Annahmen dazu formuliert werden, was verändert werden soll und vor allem auch, wie man diese Veränderungen in diesem Einzelfall erreichen kann. Es lassen sich folgende Fragen formulieren, die durch die Therapieplanung beantwortet werden sollten:

– Welche störungsspezifischen und -unspezifischen Problembereiche gibt es, mit welchen Techniken und welchem Vorgehen kann man den Zu-

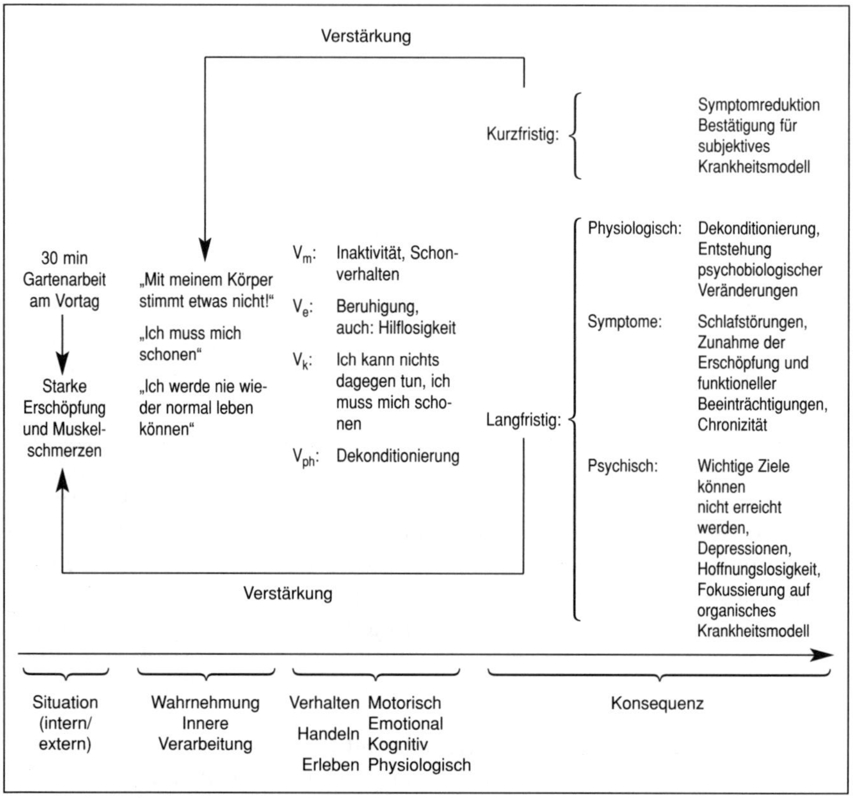

Abbildung 9:
Problemanalyse aufrechterhaltender Prozesse

sammenhang zwischen diesen Problembereichen und den Beschwerden des Patienten herstellen (klärungsorientiertes Vorgehen) und mit welchen Techniken und welchem Vorgehen kann man verursachende und/oder aufrechterhaltende Prozesse modifizieren (bewältigungsorientiertes Vorgehen)?
- Wie kann die Umsetzung dieser Fragen durch gezielte Maßnahmen unterstützt werden bzw. wie muss die Therapie in Bezug auf die komplementäre Beziehungsgestaltung und die Ressourcenaktivierung durchgeführt werden?

Die Liste möglicher Vorgehensweisen und Techniken umfasst die klassischen klärungs- und bewältigungsorientierten Verfahren (siehe Abbildung 10, rechts, S. 75). Die Auswahl und vor allem auch die Anpassung der gewählten Verfahren an den Einzelfall basiert aber auf dem funktionalen Problemverständnis.

4.3.5 Entwicklung eines individuellen Ätiologiemodells

Aufbau von Verständnis auf Seiten des Patienten

Zu Beginn der Therapie sind die Annahmen des Patienten zu den Ursachen und der Behandlung der eigenen Beschwerden meist unspezifisch und er sieht keine wirklichen Möglichkeiten, diese zu beeinflussen. Das heißt die Frage *Warum genau haben Sie diese Beschwerden und was genau können Sie dagegen tun* kann meist nicht konkret beantwortet werden. Dient die im vorherigen Kapitel beschriebene Problemanalyse vor allem dem Fallverständnis des Therapeuten, sollte sich dieser Zuwachs an Verständnis auch auf Seiten des Patienten bemerkbar machen, d. h. der Patient soll sich Schritt für Schritt (flankiert durch *Beziehungsgestaltung, Psychotherapiemotivationsaufbau* und *Ressourcenaktivierung*) ein Verständnis für die Zusammenhänge zwischen seinem Erleben und Verhalten und seinen Beschwerden erarbeiten. Am Ende sollte der Patient ein Bewusstsein dafür haben, welchen Einfluss sein Verhalten und Erleben auf seine Beschwerden hat und optimalerweise auch wie diese Zusammenhänge mit seiner individuellen Persönlichkeit zusammenhängen.

Fallverständnis des Therapeuten als Leitfaden

Die Entwicklung eines Ätiologiemodells sollte dem Fallverständnis des Therapeuten folgen, d. h. der Therapeut sollte identifizierte Teilprobleme und das angenommene funktionale Problemverständnis gegebenenfalls thematisieren. Die grundsätzliche Problematik besteht darin, dass chronisch erschöpfte Patienten in der Regel eine dysfunktionale Problembearbeitung aufweisen, d. h. der Patient kann (im schlechtesten Fall) keine *internale* Perspektive einnehmen und so auch die *internalen* Determinanten seines Problemverhaltens nicht erkennen. Entsprechend ist eine konstruktive Problemlösung nicht möglich, weil das Problem an sich nicht (→ intrapsychische Funktionalität) oder falsch (→ subjektives Krankheitsmodell) erkannt wird. Dies bedeutet, dass die Voraussetzung einer psychotherapeutischen Bearbeitung, d. h. die konstruktive Arbeit an relevanten Inhalten, in diesen Fällen zuerst durch eine *Bearbeitung der Bearbeitung* (Sachse, 2002) hergestellt werden muss. Grundsätzliche Strategien zum Bearbeiten dysfunktionaler Bearbeitungsstrategien sind das *Steuern des Prozesses*, das *Ansprechen des inhaltlichen Vermeidungsverhaltens* und das *Klären der Gründe für dieses Verhalten* (siehe Sachse, 2002). Die beiden letztgenannten Strategien setzen eine tragfähige Beziehung voraus und sind vor allem dann von Bedeutung, wenn der Patient auch nach den gezielten Versuchen des Therapeuten, den Patienten auf die wichtigen inhaltlichen Themen zu steuern, weiterhin die inhaltliche Bearbeitung vermeidet. Wie dargestellt, sind die vom Patienten gewählten Problemlösestrategien nicht geeignet, die grundlegende Problematik zu beeinflussen (siehe dazu auch Kapitel 2.1.1.3). Folgende Maßnahmen können helfen, den Therapieprozess so zu steuern, dass der Patient eine internale Perspektive einnehmen kann. Die beiden anderen erwähnten Strategien (*Ansprechen des inhaltlichen Vermeidungsverhaltens* und *Klären der Gründe für dieses Verhalten*) sollen in Kapitel 4.5.2.2 beschrieben werden.

Steuerung des Bearbeitungsprozesses

4.3.5.1 *Fehlendes/unspezifisches Ätiologiemodell als Ausgangspunkt nutzen*

Das Fehlen eines konkreten und fallspezifischen Ätiologie- und Veränderungsmodells des Patienten kann ressourcenaktivierend dazu genutzt werden, den Patienten für die Therapie zu gewinnen.

Beispiel

Th: Ich kann mir vorstellen, dass es sehr belastend ist, unter diesen Symptomen zu leiden ohne genau zu wissen, wie diese bei Ihnen zu erklären sind und was Sie genau dagegen machen können. Ich muss sagen, auch ich weiß dies momentan nicht. Ich kenne zwar verschiedene wissenschaftliche Modelle, aber ob und wie diese auf Ihren Fall zutreffen, kann ich nicht sagen. Jeder Fall ist ein Einzelfall, der wie in der Wissenschaft genau untersucht werden muss, d. h. wir würden zusammen nach möglichen Einflussfaktoren und Ursachen suchen, quasi als Wissenschaftler in eigener Sache. Das ist kein leichtes Unterfangen und kann bedeuten, dass Sie für die Dauer dieser Suche auch erst einmal keine Verbesserungen erwarten könnten. Wie fänden Sie das? (...) Wären Sie dazu bereit?

4.3.5.2 *Subjektives Krankheitsmodell nutzen*

Debatieren vermeiden

Die subjektiven Annahmen des Patienten zu den Ursachen seiner Symptome können sich bei direktem und frühem Konfrontieren zur „Therapiebremse" entwickeln, d. h. der Patient verteidigt seine Annahmen und der Therapeut verstrickt sich in end- und sinnlose Debatten über z. B. das Für und Wider der Schulmedizin. Das subjektive Krankheitsmodell kann aber auch dazu genutzt werden, um zu wichtigen Fragen zu kommen:

Beispiel

Th: Wenn ich es richtig verstehe, gehen Sie davon aus, dass Ihr jetziger Zustand durch eine chronische Störung des Immunsystems verursacht wird. Ich bin aber kein Immunologe und kann diesen Sachverhalt deswegen nicht adäquat beurteilen. Ich stelle mir aber die Frage, warum bei Ihnen diese körperlichen Veränderungen existieren? Sehr viele Menschen bekommen sehr oft eine Infektion und nur bei sehr wenigen entwickelt sich eine chronische Erschöpfung. Warum genau ist dies aber bei Ihnen so? Ich glaube es ist sehr wichtig, diese Frage zu beantworten, weil wir dann vielleicht auch Ansätze finden könnten, um diese körperlichen Veränderungen wieder rückgängig machen zu können.

4.3.5.3 Gebrauch des Erschöpfungstagebuchs

Auch wenn bestimmte Zusammenhänge zwischen den Beschwerden und dem Verhalten und Erleben des Patienten für den *Therapeuten* erkennbar sind (siehe Bedingungsanalyse), trifft dies für den *Patienten* in der Regel nicht zu. Um diese Zusammenhänge mit dem Patienten zu erarbeiten und auch um „objektive" Anhaltspunkte zu bekommen, bietet sich das Erschöpfungstagebuch an, welches der Patient schon ab dem Ersttermin führen kann. Die Besprechung des Erschöpfungstagebuchs kann zu einem festen Bestandteil zu Beginn der Sitzung werden, was auch langen Symptomberichten entgegenwirkt und hilfreich ist, um wirklich an konkreten Situationen zu arbeiten. In der Regel zeigen sich in den Verlaufskurven Zusammenhänge zwischen bestimmten Ereignissen bzw. Verhaltensweisen und den Beschwerden bzw. auch das Fehlen angenommener Konsequenzen (z. B. *keine* Symptomverschlechterung bei geplanter und leichter Aktivität). Es bietet sich an, den Patienten diese Zusammenhänge selbst entdecken zu lassen und, wenn notwendig, Auffälliges (z. B. *Das scheint ja ein ganz wichtiger Punkt zu sein, ich glaube es wäre außerordentlich wichtig zu verstehen, was da passiert ist*), Fehlendes oder rasch Übergangenes (z. B. *Ich muss da nochmals nachfragen, ich habe das glaube ich nicht richtig verstanden, was ist dort genau passiert?*) zu markieren. Eine wichtige Aufgabe des Therapeuten besteht darin, die Perspektive so zu erweitern, dass das Verhalten und Erleben des Patienten für ihn zu einer zu berücksichtigenden Größe bei der Beurteilung seiner Beschwerden wird.

Konkrete Situationen als Grundlage

4.3.5.4 Explizite Nichtveränderung

Um Zusammenhänge zwischen dem Erleben und Verhalten des Patienten und seinen Beschwerden zu entdecken, bietet es sich an, in der ersten Phase der Therapie keine Verhaltensveränderungen einzuleiten und dies dem Patienten explizit mitzuteilen:

Beispiel
Th: Damit wir beide genau verstehen, wie wir Ihren Zustand am besten erklären können, brauchen wir ein detailliertes Bild Ihres jetzigen Zustands. Das bedeutet, dass am Anfang der Therapie erst einmal keine Veränderungsschritte eingeleitet werden. Um etwas zu verändern, müssen wir ja erst wissen, was wir verändern können. Ist es in Ordnung für Sie, wenn wir die nächsten vier Wochen dazu nutzen Ihren Zustand ganz genau zu beobachten? Das bedeutet aber auch, dass sich nichts bei Ihnen ändern wird in dieser Zeit!

Dieses Vorgehen hat zur Folge, dass eine mehr oder minder unverfälschte *Baseline*-Messung ermöglicht wird und diese Zeit genutzt werden kann,

Baseline-Messungen

um eine therapeutische Beziehung und eine Psychotherapiemotivation aufzubauen. Darüber hinaus wirkt diese verschriebene *Nichtveränderung* in der ersten Phase auch einem unrealistischen Veränderungsmodell (*Ich bekomme Therapie und es geht mir dann schnell besser oder aber die Therapie bringt nichts*) entgegen und verdeutlicht damit dem Patienten implizit, dass der Therapeut kein vorgefertigtes Konzept hat, sondern dies mit dem Patienten erarbeiten muss.

4.3.5.5 Vom Störungs- zum Individuumsspezifischem

Sind Zusammenhänge zwischen Erleben und Verhalten und den Symptomen des Patienten hergestellt, können diese z. B. in grafischer Form (→ *Teufelskreise*) dargestellt werden. Als nächsten Schritt bietet sich an, mit dem Patienten zu erarbeiten, warum er sich in der betreffenden Situation so verhält, warum er kognitiv und emotional so reagiert, d. h. den Zusammenhang zwischen störungs- und individuumsspezifischen Prozessen herzustellen.

Beispiel

Th: Also, wenn ich es richtig verstehe, dann haben Sie bei diesem Spaziergang mit Ihrer Tochter Ihre körperlichen Grenzen deutlich überschritten und entsprechend am nächsten Tag die Quittung von Ihrem Körper bekommen.
Pat: Ja, so könnte man es sagen.
Th: Jetzt ist es ja ganz wichtig zu wissen, warum Sie sich da so überfordert haben.
Pat: Ja, also, ich meine, ..., es ist ja meine Tochter, und ..., ich möchte nicht, dass sie denkt, mein Vater kann nicht mal spazieren gehen.
Th: Was ist Ihre Befürchtung dabei?
Pat: Ja, ich war ihr ja immer ein Vorbild, immer vorne dabei, sie konnte sich auf mich verlassen, jetzt bin ich körperlich ein Wrack, alles was ich früher konnte geht nicht mehr, ich möchte nicht, dass sie von mir enttäuscht ist.
Th: Meinen Sie wirklich, dass Ihre Tochter enttäuscht von Ihnen wäre, wenn Sie nicht lange spazieren gehen könnten?
Pat: Jetzt wo Sie so fragen, denke ich nein, aber oft überkommt es mich einfach, ich kann da irgendwie nichts gegen machen.

4.3.5.6 Psychobiologische Wechselwirkungen verdeutlichen

Fehlt das Bewusstsein für den Einfluss psychischer Faktoren auf körperliche Prozesse können gegebenenfalls Übungen angeboten werden, die die psychobiologischen Zusammenhänge verdeutlichen (z. B. *Versuchen sie jetzt bitte einmal, Ihren Speichelfluss zu erhöhen* → keine Zunahme des

Speichelflusses → „bewusste“ Steuerung nicht möglich, *Stellen Sie sich nun vor, Sie beißen in eine Zitrone* → Zunahme des Speichelflusses → „unbewusster“ Einfluss).

4.3.5.7 Strukturierungshilfen anbieten

Die subjektiven Krankheitsmodelle von Patienten sind in der Regel auf auslösende Prozesse (z. B. Infektionen) fixiert und erklären das Andauern der Beschwerden durch die Persistenz dieser angenommenen auslösenden Prozesse (z. B. chronische Infektion). Es bietet sich an, dem Patienten eine erweiterte, d. h. biopsychosoziale Perspektive anzubieten und verschiedene inhaltliche Bereiche und aufeinander abfolgende zeitliche Phasen zu unterscheiden (siehe Tabelle 16).

Tabelle 16:
Beispiel für inhaltliche und zeitliche Strukturierungshilfen

	Anlage	**Auslöser**	**Aufrecht-erhaltung**
Biologische Faktoren			
– Infektion		✓	
– Inaktivität			✓
– Schlafprobleme	✓		✓
Psychologische Faktoren			
– Persönlichkeit			✓
– Kritische Lebensereignisse		✓	
– Chronischer Stress	✓	✓	
– Subjektive Krankheitsannahmen		✓	✓
– Vermeidungsverhalten			✓
Soziale Faktoren			
– Stigmatisierung			✓
– Iatrogene Chronifizierung			✓
– Fehlerhafte Informationen			✓

Die Angaben des Patienten können zusammen mit dem Therapeuten diesen unterschiedlichen Phasen und Bereichen zugeordnet, mit anderen Verfahren, wie z. B. der Lebenslaufkurve, in Verbindung gebracht und grafisch festgehalten werden.

4.3.5.8 Bedeutung aufrechterhaltender Prozesse verdeutlichen

Die Bedeutung aufrechterhaltender Prozesse (z. B. Inaktivität, Schlafstörungen, psychische Belastungen, etc.) wird von CFS-Patienten oft nicht adäquat eingeschätzt bzw. werden diese Prozesse als Symptom bezeichnet und demnach als relativ unveränderbar angesehen. Im Sinne der Annahme, dass die *Gründe, warum jemand eine Krankheit bekommt nicht immer auch die Gründe sind, warum sich jemand von einer bestimmten Krankheit nicht erholt* (Halliday 1943) kann dem Patient die Bedeutung aufrechterhaltender Prozesse mithilfe eines „imaginären gesunden Zwillingsbruders" verdeutlicht werden:

Imaginärer Zwillingsbruder

Beispiel

Th: Wir haben ja jetzt viel darüber gesprochen, wie Ihre Beschwerden entstanden sein könnten. Wenn ich mir aber Ihre Beschwerden und die Folgen davon auf Ihr Leben betrachte, frage ich mich, ob wir da nicht einen wichtigen Bereich zu wenig betrachtet haben.

Pat: Welchen denn?

Th: Stellen Sie sich einmal vor, Sie hätten einen eineiigen Zwillingsbruder. Er wäre unter gleichen Verhältnissen wie Sie aufgewachsen, so dass die Unterschiede zwischen Ihnen beiden wirklich gering wären. Zu dem Zeitpunkt als Ihre Beschwerden massiv anfingen, wäre er aber gesund geblieben, also er hätte keine Infektion gehabt und entsprechend auch keine Erschöpfung. Jetzt kommt das Wichtige: Zeitgleich mit dem Beginn Ihrer Beschwerden müsste Ihr Zwillingsbruder nun genauso leben wie Sie, d. h. jeden Tag drei Stunden Aktivität, der Rest auf dem Sofa oder im Bett, nachts würde man ihn mehrmals wecken, er dürfte nicht mehr arbeiten, man würde ihn zu verschiedenen Ärzten schicken, die ihm sagen würden, das er eigentlich gesund sei. Wie würde es Ihrem Zwillingsbruder jetzt, also nach drei Jahren gehen?

Pat: Ja, also, ich glaube schlecht?

Th: Versuchen Sie einmal, dieses „schlecht" in Bezug auf seine psychische und körperliche Verfassung zu differenzieren.

Pat: Also, psychisch ginge es ihm wirklich schlecht, er wäre bestimmt sehr gestresst, er könnte ja überhaupt nichts mehr machen, sein ganzen Leben wäre anders, all seine Ziele wären unerreichbar. Wie er sich körperlich fühlen würde, weiß ich nicht.

Th: Was würde passieren, wenn er drei Jahre bis auf drei Stunden am Tag ans Bett oder Sofa gefesselt wäre und nachts mehrmals aufgeweckt werden würde?

Pat: Ich glaube, er wäre körperlich sehr geschwächt.

Th: Was würde passieren, wenn man ihn dann, z. B. einmal zwei Stunden einkaufen und dann noch mit den schweren Einkaufstüten nach Hause laufen lassen würde?

Pat: Ich glaube, er wäre total am Ende.

Th: Wie ginge es ihm am nächsten Tag?

Pat: Ich denke schlecht, Muskelschmerzen und so.

Th: Jetzt würde es also Ihrem imaginären Bruder körperlich und psychisch sehr schlecht gehen, also fast so schlecht wie Ihnen. Man könnte also sagen, dass allein schon die Konsequenzen Ihrer Beschwerden dazu führen, dass Sie sich sehr schlecht fühlen, unabhängig von der eigentlichen Ursache, die wir ja beide nicht kennen.

4.4 Interventionsphase

Klären und bewältigen

Nachdem in der ersten Phase die Grundlagen für eine psychotherapeutische Behandlung auf Seiten des Therapeuten (*Bedingungsanalyse* und *Therapieplanung*) und des Patienten (*tragfähige Beziehung*, *Psychotherapiemotivation* und *biopsychosoziales Ätiologiemodell*) erarbeitet wurden, können therapeutische Schritte eingeleitet werden. Grundsätzlich sollten sich diese am Einzelfall, d. h. am gemeinsam erarbeiten Ätiologiemodell und dem daraus abgeleitenden Veränderungsmodell, orientieren. Dennoch lassen sich grundsätzlich relevante Themen identifizieren (Abbildung 10, Mitte), die

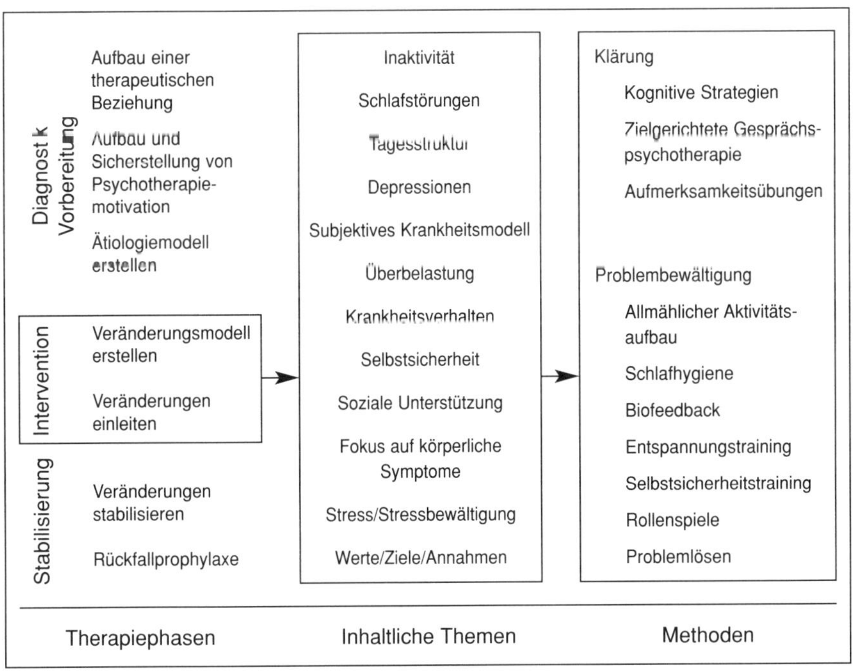

Abbildung 10:
Ablaufschema der Interventionsphase

mit entsprechenden Methoden bearbeitet werden können (Abbildung 10, rechts). Das Ziel der eingesetzten Methoden ist die Klärung und Bewältigung problemrelevanter Zusammenhänge. Da viele problemrelevante Aspekte nur in kleinen Schritten herausgearbeitet und verändert werden können ist dieser Phase „viel Platz" einzuräumen, ein Umfang von bis zu 20 Sitzungen ist deswegen realistisch.

4.4.1 Veränderungsmodell erstellen

Mit der Erarbeitung eines individuumsspezifischen Ätiologiemodells entsteht sozusagen ein inhaltliches Vakuum, welches mit den Antworten auf die Frage *Was sollte man also nun tun?* gefüllt werden kann. Die Grundlage dieser Antworten ist die auf dem funktionalen Problemverständnis basierende Therapieplanung des Therapeuten, d. h. sie umfasst die

- inhaltlich passenden klärungs- und bewältigungsorientierten Maßnahmen,
- deren auf den Einzelfall angepasste Umsetzung (Beziehungsgestaltung, Ressourcenaktivierung) sowie
- deren zeitlich sinnvolle Anordnung.

Basierend auf diesem Verständnis sollten mit dem Patienten Ansatzpunkte für die weitere psychotherapeutische Arbeit entdeckt und diskutiert werden. Wie auch bei der Entwicklung eines Ätiologiemodells sollte der Therapeut eine klare Vorstellung davon haben, was relevant und bearbeitbar ist und was nicht. Es bietet sich an, für das Veränderungsmodell die im Ätiologiemodell erarbeiteten konkreten Zusammenhänge als Ausgangspunkt zu nehmen und z. B. dem Patienten zur Vorbereitung des Veränderungsmodells das Ätiologiemodell als Hausaufgabe mitzugeben, diese beim nächsten Termin zu besprechen und die Ansatzpunkte in schriftlicher oder grafischer Form festzuhalten. Der Sinn des Veränderungsmodells besteht weniger darin, ein „Strickmuster" für die Therapie und den Therapeuten festzulegen, sondern eher darin, mit dem Patienten einen Ansatzpunkt für das weitere Vorgehen zu finden, d. h. Themen zu finden, die in weiteren Schritten bearbeitet werden können.

4.4.2 Veränderungen einleiten

Die im Veränderungsmodell erarbeiteten Ansatzpunkte der therapeutischen Arbeit lassen sich in die Klärung und die Bewältigung von sowohl störungsun- als auch störungsspezifischen Prozessen unterscheiden. Gemäß der Vorgabe *baby steps*[8] und *Nichts ist erfolgreicher als der Erfolg* bietet es sich an, mit bewältigungsorientierten störungsspezifischen Interventionen zu

8 D. h. in ganz kleinen Schritten, siehe dazu auch den Film *Was ist los mit Bob* mit Bill Murray und Richard Dreyfuss (1991)

beginnen, da dies einerseits am ehesten den Therapiezielen des Patienten dient und anderseits auch Ansatzpunkte für störungs- (→ *kognitives Umstrukturieren*) sowie individuumsspezifische (→ *Explizierung internaler Determinanten, Bearbeitung der Bearbeitung*) Klärungsarbeit liefert. Wichtig ist es, dass das Vorgehen vor dem Hintergrund des Ätiologie- und Veränderungsmodells für den Patienten nachvollziehbar und durchführbar ist.

4.4.2.1 Bewältigungsorientierte Interventionen

Allmählicher Aktivitätsaufbau (AAA). Der AAA ist zentraler und unverzichtbarer Bestandteil der kognitiv-verhaltenstherapeutischen Behandlung bei Patienten mit ausgeprägter Inaktivität, fehlender Tagestruktur und Schlafproblemen, d. h. bei einem Großteil der CFS-Patienten. Die individuelle Rechtfertigung des AAA muss für den Patienten klar im Ätiologie- und Veränderungsmodell ersichtlich sein (→ imaginärer Zwillingsbruder). Die generelle Rechtfertigung für den Therapeuten ein AAA bei chronisch erschöpften Patienten überhaupt durchzuführen ist darin begründet, dass

- keine empirischen Hinweise für eine langfristige Symptomverschlechterung bei adäquater Durchführung vorliegen, sondern
- ein geplanter und gradueller Aktivitätsaufbau langfristig chronische Erschöpfung reduziert und
- chronische Inaktivität empirisch gesichert negative physiologische und psychologische Konsequenzen hat.

Das Vorgehen ist (im Gegensatz zu den dafür notwendigen und aufwändigen Vorbereitungen) einfach. Auf der Basis der *Baseline*-Messung (siehe Kapitel 4.4.5.4) und mit Hilfe des Erschöpfungstagebuchs wird der so genannte *grüne Bereich* bestimmt, d. h. das Aktivitätsniveau, bei dem keine positiven und negativen Folgen beobachtet werden und das immer ausgeführt werden kann, also auch an den „schlechten Tagen“ und nicht nur, wenn es dem Patienten gut bzw. besser geht. Die Bestimmung dieses *grünen Bereichs* wird auch durch das Vorliegen von Symptomverschlechterungen auf Grund Überbeanspruchung sowie von Nicht-Symptomverbesserung durch Phasen von ausgeprägter Inaktivität begünstigt, da dabei deutlich wird, welches Verhalten vermieden werden kann und welches keine Besserung erbringt, d. h. wo die Grenzen des *grünen Bereichs* liegen. Der *grüne Bereich* und das dabei gezeigte Aktivitätsverhalten sollte genau protokolliert werden, da er als Ausgangspunkt der Aktivitätssteigerung dienen soll. Es ist sinnvoll, den *grünen Bereich* in einem ersten Schritt zu verschreiben, d. h. Aufgaben, Ereignisse und Aktivitäten sowie das Verhalten des Patienten in der Zeit bis zum nächsten Termin sollten besprochen und gegebenenfalls so geplant werden, dass keine gravierenden Symptomveränderungen auftreten. Ein Nebeneffekt dieses Vorgehens ist ein gesteigertes Kontrollempfinden des Patienten, was auch thematisiert werden sollte.

Festlegung des grünen Bereichs

Schrittweiser, stetiger und behutsamer Aufbau

Auf der Basis des definierten *grünen Bereichs* werden anschließend Aktivitätssteigerungen geplant. Die Intensität und die Art dieser Steigerungen sind vom Einzelfall abhängig, die einzige Bedingung ist, dass keine starken Symptomverschlechterungen als Folge auftreten. Es bietet sich an, die Steigerung in einem umschriebenen und genau definiertem Bereich bzw. einer einzelnen Aktivität zu beginnen und insgesamt *sehr* allmählich zu gestalten. Ein solches Vorgehen reduziert das Risiko, dass Patienten zu viel zu schnell machen, damit eine Symptomverschlechterung provozieren, ihre Befürchtungen bestätigen und einen Aktivitätsaufbau ablehnen, weil er als zu bedrohlich und überfordernd angesehen wird.

Tabelle 17:
Beispiel für AAA

Ausgangslage = *grüner Bereich:*
Langsames Gehen bis zum Bäcker und retour (2 x 800 m) ohne Symptomverschlechterung jeden Tag möglich
Steigerung (Intensität und Art):
5 % (→ 1.600 m x 0.05 = 80 m) alle 4 Wochen, d. h. 1. Steigerungsmonat: 1.680 m jeden Tag, 2. Steigerungsmonat: 1.760 m jeden Tag, 3. Steigerungsmonat: 1.840 m jeden Tag, etc ... 12. Steigerungsmonat: 2.560 m (→ 60 % Steigerung in einem Jahr)

Fortschritte festhalten und rückmelden

Die Steigerungen werden von den Patienten oft als zu gering beurteilt. Dieser Aspekt sollte thematisiert und auch visualisiert werden, da bei genauerer und langfristiger Betrachtung (siehe Tabelle 17 → 60 % „gefestigter" Leistungszuwachs in einem Jahr) die Veränderungen substanziell sind, vor allem auf dem Hintergrund, dass Patienten im Verlauf ihrer langandauernden Beschwerden meist keine entsprechenden Verbesserungen erlebt haben.

Sobald sich eine Stabilisierung abzeichnet (ersichtlich z. B. an einem Zuwachs an Aktivität (grüne Linie) ohne Symptomverschlechterung (rote Linie) im *Symptomverlauf*), können zusätzliche Aktivitäten, wie z. B. Gymnastik, Physiotherapie, etc. nach genauer Absprache und Planung etabliert werden.

Tagesstruktur. In der Mehrzahl der Fälle können bei CFS-Patienten deutliche Veränderungen der Tagesstruktur beobachtet werden, z. B. sehr spätes Aufstehen, rascher und unsystematischer Wechsel von kurzen Aktivitäts- und Ruhephasen sowie (spät-)nachmittaglicher Schlaf. Eine mögliche Folge davon sind Veränderungen der physiologischen zirkadianen Rhythmik und

Schlafstörungen, welche langfristig zu den in Kapitel 2.2 beschriebenen physiologischen Veränderungen beitragen können. Ausgangspunkt einer Normalisierung der Tagesstruktur sind die Wochenblätter des Erschöpfungstagebuchs. Anhand der meist recht bunten Tagesbeschreibungen (→ schneller Wechsel von Aktivität = grün und Ruhe = blau und Schlaf = schwarz) sollen mit dem Patienten zuerst die Konsequenzen einer solchen Tagesstruktur (→ Kapitel 4.4.5.8) und dann lösungsorientierte Veränderungsmöglichkeiten besprochen werden, die sowohl am Verhalten des Patienten (z. B. definierte Tagesziele, definierte Ruhe- und Aktivitätszeiten, Abbau von Überaktivität bzw. -beanspruchung, etc.) als auch im sozialen Umfeld (z. B. Entlastung durch Umverteilung der Aufgaben im Haushalt) ansetzen.

Physiologische Konsequenzen fehlender Tagesstruktur

Wie auch beim AAA ist der erste Schritt die Etablierung und Stabilisierung eines festen Musters, ohne die gesamte Dauer der Ruhe oder Aktivität zu verändern, d. h. es wird versucht, kleinere Ruhe- und Aktivitäts*splitter* zu größeren Ruhe und Aktivitäts*inseln* zusammenzulegen. Als Nächstes können dann die gebildeten Ruhe- und Aktivitätsinseln in kleinsten Schritten (z. B. 5 Minuten pro Woche) reduziert bzw. vergrößert werden. Die Erfolge dieses Vorgehens sollten regelmäßig anhand des Erschöpfungstagebuchs besprochen werden. Wie auch beim AAA ist es hilfreich, die erarbeiteten Veränderungen anhand der *Verlaufsmessung* mit dem Ausgangszustand zu vergleichen und den Patienten so zu motivieren.

„Splitter“ zu „Inseln“ zu „Festland“

Schlafhygiene und Schlaf-Wach-Rhythmus-Strukturierung. Schlafprobleme sind meist eng verbunden mit dem Aktivitätsverhalten, der Tagesstruktur und den vorliegenden psychischen Belastungen und sollten deswegen am sinnvollsten nicht unabhängig davon angegangen werden. Patienten sollen ausführlich über die Bedeutung von ausreichendem und exzessivem Schlaf informiert werden. Ziel ist die Etablierung eines normalen und strukturierten Schlafverhaltens. Hilfreich dazu sind das Aufstellen bestimmter Regeln und die schrittweise Reduktion der Tagesschlafzeit, z. B. durch früheres Aufstehen, Reduktion von Mittagsschlaf und kurzen Erholungsnickerchen und Abbau von frühabendlichem Schlaf. Liegen weitere Gründe für vorliegende Schlafstörungen vor bzw. haben diese das Ausmaß eines eigenständigen Störungsbildes erreicht, sollten Maßnahmen gegen Schlafstörungen therapeutisch in den Vordergrund gerückt werden (Informationen dazu in: Backhaus & Riemann, 1999).

Individuumsspezifische bewältigungsorientierte Methoden. Neben den beschriebenen störungsspezifischen Interventionen können weitere bewältigungsorientierte Verfahren, wie z. B. Training sozialer Kompetenzen, Genusstraining, Kommunikationstraining, Entspannungstrainings, etc., angewendet werden, falls dies im Einzelfall erforderlich ist. Zur Vermeidung allzu großer Redundanz soll auf eine Darstellung dieser Verfahren an dieser Stelle verzichtet werden.

Breite Palette weiterer fallspezifischer Methoden

4.4.2.2 Klärungsorientiertes Vorgehen

Dienen die im vorherigen Abschnitt beschriebenen Interventionen vor allem der inhaltlichen und bewältigungsorientierten Bearbeitung störungsspezifischer Prozesse (Inaktivität, Tagesstruktur, Schlafprobleme), so sollen mit klärungsorientierten Interventionen andere bzw. weitere Schwerpunkte gesetzt werden. Dabei sollen einerseits die Ursachen des aufrechterhaltenden Verhaltens (→ *Kognitive Umstrukturierung des subjektives Krankheitsmodell*) herausge- und bearbeitet werden, andererseits sollen die individuellen Entstehungs- und Aufrechterhaltungsbedingungen geklärt und verändert werden. Wie schon in Kapitel 2.1.1.2 angesprochen, können chronische Erschöpfungszustände auch als Konsequenz persistierender maladaptiver Bewältigungsmuster angesehen werden, d. h. *nicht (nur) das Problem ist das Problem, sondern (auch) die Lösungsversuche sind das Problem.* Patienten mit chronischer Erschöpfung vermeiden in vielen Fällen die Beschäftigung mit den eigenen Anteilen bzw. den internalen Determinanten ihres Problemverhaltens auf Kosten eines somatischen subjektiven Krankheitsmodells und dessen aufrechterhaltenden emotionalen und behavioralen Konsequenzen (siehe Abbildung 9). Entsprechend ist die *Bearbeitung der Bearbeitung* (siehe Sachse, 1996) eine wichtige Aufgabe der Psychotherapie bei chronisch erschöpften Patienten, um überhaupt die Möglichkeit der *Explizierung der internalen Determinanten*, d. h. der Klärung und Veränderung individuumsspezifischer Ursachen, zu schaffen.

Klärung störungsspezifischer Prozesse

Klärung individuumsspezifischer Prozesse

Kognitive Umstrukturierung des subjektiven Krankheitsmodells. Die Wahrnehmung, Verarbeitung und Bewertung körperlicher Beschwerden im Sinne eines chronischen organischen Defekts bzw. einer chronischen somatischen Erkrankung sind charakteristisches Merkmal des subjektiven Krankheitsmodells bei Patienten mit CFS. Die in Kapitel 4.4.3.1 und Abbildung 10 dargestellten kurz- und langfristigen Konsequenzen dieser kognitiven Bewertungsprozesse sind wesentliche Determinanten eines chronischen Verlaufs. Der erste Schritt zur Modifikation dieser Bewertungsprozesse besteht in der Erfassung von charakteristischen Kognitionen in Bezug auf körperliche Symptome, deren angenommenen somatischen Ursachen und die Konsequenzen dieser Kognitionen in spezifischen Situationen, welche meist auch während des AAA auftreten.

5-Spalten-Liste

Hilfreich ist die Verwendung einer 5-Spalten-Liste, in der kognitive Bewertungen und deren emotionalen und behavioralen Konsequenzen in spezifischen Situationen z. B. als Hausaufgabe festgehalten und in der folgenden Therapiestunde besprochen werden. Anschließend soll mit dem Patienten der Frage nachgegangen werden, ob diese Annahmen die einzige und einzig wahre Erklärung für die körperlichen Beschwerden sind oder ob es auch Alternativerklärungen gibt. In einem dritten Schritt sollen mit dem Patienten Alternativerklärungen entwickelt und deren emotionalen und behavioralen Konsequenzen besprochen und in der Realität getestet werden (siehe Kasten).

Beispiel für kognitives Umstrukturieren: Der Garten ist schuld

Pat: … ich habe am Samstag im Garten gearbeitet, nicht viel, nur so zwei Stunden. Am Sonntag, da ging es mir ganz schlecht, ich war total erschöpft und hatte überall Muskelschmerzen!

Th: Können wir uns diese Situation auf der 5-Spalten-Liste anschauen?

Pat: Ja, also ich bin unsicher, war die Situation die Gartenarbeit oder die Symptome am nächsten Tag?

Th: Wann haben Sie denn sich Gedanken über Ihren Körper gemacht?

Pat: OK, ich verstehe, also die Situation „Starke Symptome nach Gartenarbeit am Vortag".

Th: Was ging ihnen dann durch den Kopf?

Pat: Also, „In meinem Körper ist etwas kaputt", „Das wird immer so weiter gehen", „Ich werde ein Pflegefall", „Das Einzige was ich tun kann, ist mich so zu schonen, dass das nicht wieder passiert".

Th: Wie haben Sie sich gefühlt, als Sie dies dachten?

Pat: Ja nun, dass sind ja keine rosigen Perspektiven, ich fühlte mich ganz schön deprimiert und ich bekam dann auch Angst, weil ich nicht weiß, wie das Ganze weiter gehen soll.

Th: Was haben Sie dann gemacht?

Pat: Ich bin dann ins Internet und habe nach Erklärungen gesucht. Auf einer australischen Internetseite habe ich gelesen, dass die Laktatwerte bei CFS-Patienten verändert sind.

Th: Wie war das für Sie?

Pat: Irgendwie beruhigend, aber ich weiß nicht, wie ich die Laktatwerte beeinflussen kann, wenn da was verändert ist, kann ich ja nichts machen!

Th: Was haben Sie dann gemacht?

Pat: Ich habe mich hingelegt und versucht mich zu entspannen.

Th: Hat das geklappt?

Pat: Nein, ich habe die ganze Zeit darüber gegrübelt, wie es weitergehen soll.

Th: Wenn ich Sie richtig verstehe, dann haben Sie sich eine Reihe belastender Dinge gedacht und sich entsprechend schlecht gefühlt. Wenn wir das Ganze jetzt mal betrachten, worauf kann man dann Ihre negativen Gefühle, Ihr Verhalten und die körperlichen Folgen zurückführen?

Pat: Ja, auf meine Symptome!

Th: Ich möchte jetzt eine wichtige Frage stellen: Führen solche Symptome zwangsläufig und bei allen Menschen immer zu solchen Gedanken, Gefühlen, Verhaltensweisen und körperlichen Folgen?

Pat: Das weiß ich nicht.

Th: Wenn z. B. Ihr Nachbar Gartenarbeit macht und am nächsten Tag Schmerzen hat und erschöpft ist, denkt, fühlt und empfindet er dann auch so wie Sie?

Pat: Nein, ich glaube nicht.

Th: Warum nicht?

Pat: Na ja, er denkt wahrscheinlich, jetzt hab mich gestern übernommen, oder so.

Th: Das ist ein wichtiger Punkt. Wenn ich Sie richtig verstehe, besteht der Unterschied darin, dass er nicht zwangsläufig die von Ihnen hier aufgeschriebenen Gedanken und Annahmen denkt und auch die von Ihnen genannten Gefühle, Verhaltensweisen und körperlichen Reaktionen zeigen würde. Helfen Ihnen denn diese Gedanken und deren Folgen?

Pat: Nein, eigentlich nicht.

Th: Sie haben ja die kurzfristigen Folgen schon angesprochen, ich möchte mit Ihnen jetzt auch die langfristigen Folgen dieser Gedanken genauer anschauen.

Pat: Wie meinen Sie das?

Th: Was sind die langfristigen Folgen davon, dass Sie annehmen, nichts dagegen tun zu können, dass es immer so weiter gehen wird, dass Sie deprimiert sind, dass Sie Angst davor bekommen, Aktivitäten zu machen, weil es Ihnen dann unvorhersehbar schlecht geht, etc …

Pat: Nun ja, ich werde immer hoffnungsloser, immer eingeschränkter, immer weniger aktiv, immer verzweifelter.

Th: Wenn ich es richtig verstehe, dann haben die von Ihnen aufgeschriebenen Gedanken und Annahmen weitreichende Auswirkungen. Sind Sie absolut sicher, dass diese Gedanken und Annahmen absolut richtig sind? Oder besteht die Möglichkeit, dass auch andere Erklärungen möglich sind?

Pat: Ja, 100 % Sicherheit gibt es nicht, aber was sonst könnte die Erklärung sein?

Th: Das heißt, es gibt wahrscheinlich keine absolut richtige Sichtweise. Wie wäre es, eine Alternativerklärung zu finden, die nicht all die negativen kurz- und langfristigen Folgen hat, wie die Gedanken und Annahmen, die Sie hier aufgeschrieben haben?

Pat: Sie meinem im Sinne von „positivem Denken"?

Th: Wie wäre es mit „realistischem Denken"? Welche anderen Erklärungen für Ihre Schmerzen und Erschöpfung sind möglich? Denken Sie einmal an Ihren „fiktiven Zwillingsbruder" zurück!

Pat: Nun ja, also es könnte sein, dass mein Körper sehr stark auf die Belastung der Gartenarbeit reagiert, weil ich seit 4 Jahren nicht mehr im Garten gearbeitet und mich übernommen habe.

Th: Ist das plausibel?

Pat: Ja, ich bin wirklich etwas außer Form (lacht), dass ist jetzt eine Untertreibung.

Th: Wie können Sie herausfinden, ob diese Annahme berechtigt ist?

Pat: Na ja, vielleicht wieder öfter im Garten arbeiten, dann aber nicht so viel auf einmal.

Internale Determinanten von Problemverhalten

Explizierung internaler Determinanten. Die wiederholt beschriebenen motivationalen Schemata, verstanden als situationsübergreifende internale Determinanten vom Erleben und Verhalten, stellen die individuellen Strategien zur Vermeidung negativer Erfahrungen dar. Die Herausarbeitung, Klärung und Veränderung dieser individuellen Problemlösestrategien sind entsprechend für eine dauerhafte Bewältigung der körperlichen Beschwerden von großer Bedeutung.

Das vor und nach Beginn der Beschwerden gezeigte Problembewältigungsverhalten betroffener Patienten ist oft gekennzeichnet von *mehr anstatt anders* (beispielsweise berichten viele Patienten von einer Erhöhung anstatt einer Reduktion des Arbeitspensums beim Auftreten erster körperlichen Beschwerden oder von zahlreichen und andauernden medizinischen Untersuchungen, auch wenn alle Tests negativ sind) und Ausblenden bzw. Verneinen eigener Anteile an den gesundheitlichen Problemen (*Ich habe keinen Stress, ich habe einen unbekannten Virus*; *Ich kann nichts dafür, dass mein Immunsystem defekt ist*; *Es kann nicht an mir liegen, ich war ja vorher so erfolgreich*), so dass eine dauerhafte Veränderung des Problemlöseverhaltens nur möglich ist, wenn der chronisch erschöpfte Patient erkennt, dass das eigene Verhalten, seine Werte, Annahmen und Ziele das Problem mitbestimmen bzw. aufrechterhalten. Der Ausgangspunkt einer Explizierung internaler Determinanten ist die Beschreibung einer spezifischen Problemsituation. Die Art und Weise wie der Patient diese schildert, ist indikativ für das Ausmaß an Explizierung, d. h. der bewussten Repräsentation internaler Determinanten (siehe Tabelle 18).

Ausgangspunkt der Explizierung

Entsprechend versucht der Therapeut, den Patienten auf „Explizierungskurs" zu halten, indem er den Explizierungsprozess steuert, um dem Pa-

Tabelle 18:
Tiefe des Explizierungsprozesses (sensu Sachse, 1996)

Explizierungsstufe	Aussagen des Patienten
Stufe 1: Keine Bearbeitung persönlich relevanter Inhalte erkennbar	Gestern war schönes Wetter.
Stufe 2: Intellektualisierung	Man ist manchmal erschöpft, weil der Laktatspiegel verändert ist.
Stufe 3: Bericht	Ich habe am Samstag im Garten gearbeitet und am Sonntag war ich total erschöpft.
Stufe 4: Zuschreibende Bewertung	Ich musste am Samstag richtig arbeiten, weil der Garten in einem schrecklichen Zustand war.
Stufe 5: Persönliche Bewertung	Ich finde, unordentliche Gärten deuten auf den Charakter der Besitzer.
Stufe 6: Persönliche Bedeutung	Ich habe mich schlecht gefühlt, weil der Garten so unordentlich war.
Stufe 7: Explizierung	Ich habe (am Samstag) soviel gearbeitet, weil ich befürchtet habe, dass meine Nachbarn denken, ich sei ein fauler und schlechter Mensch.
Stufe 8: Integration	Wenn ich keine Leistung zeigen kann oder etwas nicht richtig gut ist, habe ich Angst, weil ich denke, dass Anderen mich deswegen ablehnen, auch wenn das gar nicht immer der Fall ist.

tienten vertiefende Bearbeitungsangebote aufzuzeigen (Tabelle 19), die die Explizierung impliziter Werte, Annahmen, Ziele und Vorstellungen ermöglicht und dem Patienten dadurch aufzuzeigen, dass sein in vielen Fällen gewähltes Problembewältigungsverhalten (→ *überfordernde Gartenarbeit*) am eigentlichen Problem (→ *Angst vor Ablehnung*) vorbeigeht und letztendlich seine Beschwerden aufrechterhält. Nachdem das problematische Problembewältigungsverhalten aufgedeckt ist, können die individuellen Entstehungsbedingungen geklärt (siehe Kapitel 2.1.1) und neues Bewältigungsverhalten „entdeckt“ und entwickelt werden. Die Spannbreite dazu einsetzbarer Interventionen ist weit und reicht vom Ein-Person-Rollenspiel über Problemlösetechniken zu Selbstsicherheitsübungen (und weiter). Das Ziel des Explizierungsprozesses liegt weniger in der rationalen Diskussion bestimmter dysfunktionalen Annahmen, wie dies z. B. bei der kognitiven Umstrukturierung der Fall ist, sondern vielmehr in der Klärung, Integration und Veränderung der motivationalen Schemata des Patienten. Auch wenn die Ausgangsposition die Gleiche sein kann (z. B. Symptomverschlechterung nach Gartenarbeit) sind die Ziele und Vorgehensweisen verschieden: Werden bei der kognitiven Umstrukturierung zentrale Annahmen herausgearbeitet (*Ich bin stark erschöpft gewesen, weil ich CFS habe*)

Differenzierung kognitive Umstrukturierung – Explizierung

und modifiziert (*Ich bin stark erschöpft gewesen, weil ich mich überfordert habe*), so soll hier mit dem Patienten über den Weg der Emotionen ein Bewusstsein erarbeitet werden, warum er sich in der betreffenden Situation so und nicht anders gefühlt (*Ich hatte Angst, die Nachbarn denken schlecht über mich*) und verhalten hat (*Ich habe mich deswegen übernommen*). Auch wenn die Explizierung internaler Determinanten per se eine individuumsspezifische Intervention ist und entsprechend keine störungsspezifischen Inhalte vorgegeben werden können, bietet es sich an, die in der Therapie (Aufbau von Aktivität, Abbau von Schonungsverhalten, Umstrukturierung des subjektiven Krankheitsmodells, etc.) auftretenden Probleme zum Anlass einer Explizierung zu nehmen, d. h. immer wenn der Aspekt der Funktionalität im Sinne individuumsspezifischer Prozesse die Veränderung störungsspezifischer Prozesse be- oder verhindert, sollten die motivationalen Gründe dieses Verhaltens expliziert werden.

Bearbeitung der Bearbeitung. Der Explizierungsprozess ist für und bei chronisch Erschöpften oft problematisch, weil die Herausarbeitung eige-

Tabelle 19:
Explizierungsfördernde Interventionen (nach Sachse, 1996)

Explizierungsfördernde Interventionen	Beispiel/Erläuterung
Vorstellungen auf sich wirken lassen	*Lassen Sie die Situation einmal auf sich wirken, was löst das bei Ihnen für Empfindungen und Gefühle aus?*
Halten am Gefühl	Patient sagt, er habe ein komisches Gefühl und versucht ein anderes Thema anzusprechen: *Ich merke, dass es nicht einfach für Sie ist, darüber zu sprechen, aber bleiben wir bei diesem komischen Gefühl, können Sie dies noch genauer beschreiben?*
Was-, anstelle von Warum-Fragen	Was passiert da? Was löst das bei Ihnen aus? Was verbinden Sie mit diesem Gefühl? → Aufmerksamkeitslenkung auf aktuell ablaufende Prozesse: *Warum ist das für Sie wichtig? Warum fühlen Sie so?* → Anregung von Erklärungen, Diskussionen, Fokus auf „Metaebene“
Arbeiten mit körperlichen Empfinden	P: *Als ich den unordentlichen Garten sah, wurde ich ganz nervös,* T: *Diese Nervosität, was passiert da in Ihnen?*
Emotionsgeleitete Situationsdifferenzierung	Gefühle als Indikator für persönlich relevante Aspekte von komplexen Situationen betrachten, d. h. was genau hat den P in der Situation X so traurig gemacht.
Gefühle markieren und validieren	*Nehmen Sie dieses Gefühl ernst! Was möchte Ihnen dieses Gefühl Wichtiges mitteilen?*

ner Anteile am Erleben und Verhalten ungewohnt ist und deshalb wenige Kompetenzen in diesem Bereich vorliegen. Zudem ist es ein zentraler Aspekt der Störung bzw. der Patienten, dass eine konstruktive Art der Problembearbeitung vermieden bzw. ausgeblendet wird. Dies äußert sich z. B. darin, dass der Patient bestimmte inhaltliche Themen „sperrt" (→ *Es geht nicht um meine Gefühle, sondern um mein Immunsystem*), seine Verhaltensweisen und Einstellungen normalisiert (→ *Kein Mensch bleibt zu Hause, wenn er eine Grippe hat*), eine Scheinplausibilität aufbaut (→ *Ich habe so viele körperliche Symptome, dass ich körperlich krank sein muss oder Ich habe schon drei Psychotherapien ohne Besserung hinter mir, deshalb ist es nichts Psychisches*) und/oder mit einer „Keine Ahnung"-Strategie (*Ich weiß wirklich nicht, warum ich auf einmal wieder diese Symptomverschlechterung am Sonntag hatte*) eine inhaltliche Vertiefung verhindert. Dieses inhaltliche Vermeidungsverhalten kann u. a. darin begründet sein, dass die Vermeidung einer Beschäftigung mit eigenen Anteilen an den körperlichen Problemen selbstwerterhaltend ist, also in diesem Sinn eine Funktionalität aufweist (tatsächlich ist das Ausmaß der Depressivität bei CFS-Patienten mit somatischen subjektiven Krankheitsmodell reduziert, Chalder et al., 1996), und betroffene Patienten wenig Kompetenzen in Sachen konstruktiver Bearbeitung aufweisen.

Inhaltliche Sperren

Prozess-Steuerung

Befindet man sich in einer solchen inhaltlichen Sackgassen (d. h. Patienten verlassen das eigentlich relevante Thema, klagen über Symptome oder spekulieren über Ursachen) ist eine Weiterführung der inhaltlichen Arbeit nicht sinnvoll; sondern der Patient hat ein Bearbeitungsproblem und somit ist die Bearbeitung dieses Bearbeitungsproblems notwendig. Das Ziel dabei sollte darin bestehen,

– dem Patienten *konstruktive Bearbeitungsweisen zu vermitteln*, indem man dem Vermeidungsverhalten des Patienten nicht folgt und am Thema bleibt:

Beispiel

Th: Was empfinden Sie, wenn Sie Ihren verwahrlosten Garten sehen.

Pat: Ich denke, der muss mal aufgeräumt werden.

Th: Und was fühlen Sie?

Pat: Die Nachbarn regen sich bestimmt auf.

Th: Und was fühlen SIE?

Pat: Ich weiß nicht, nichts?

Th: Können Sie dieses Nichts gefühlsmäßig beschreiben? etc.

– *problematische Bearbeitungsstrategien zu verdeutlichen*, d. h. den Patienten darauf hinweisen, dass er ein bestimmtes Thema vermeidet und auch erklären, wie er dies macht:

Beispiel
Th: Sie haben jetzt auf mehrmaliges Nachfragen nicht darauf antworten können, wie Sie sich in der Gartensituation fühlten. Zuerst haben Sie mir gesagt, was Sie denken, dann was Ihre Nachbarn anscheinend gefühlt haben und am Ende hatten Sie kein Gefühl. Kann es sein, dass es Ihnen Probleme bereitet diese Gefühle zu benennen?

– mit dem Patienten herauszufinden, warum er manche Themen vermeidet, d. h. einen *Explizierungsprozess zu initiieren*, der die internalen Determinanten dieser problematischen Bearbeitungsweisen verdeutlichen soll:

Beispiel
Th: Was macht es jetzt so schwer für Sie, diese Fragen zu beantworten?
Pat: Ich weiß nicht!
Th: Ich sehe, dass es Ihnen schwer fällt, Ihre Gefühle in der Gartensituation genau zu beschreiben. Ich möchte mir deswegen mit Ihnen genau anschauen, warum dies für Sie so schwer ist (→ Explizierungsstrategien siehe Tabelle 19).

4.5 Stabilisierungsphase

4.5.1 Veränderungen stabilisieren

Zur Stabilisierung der bisher erarbeiteten Veränderungen im Erleben und Verhalten des Patienten ist die Sicherstellung, dass der Patient diese Veränderungen sowohl langfristig als auch in verschiedenen Situationen durchführen und erhalten kann, notwendig. Zusammen mit der Rückfallprophylaxe ist eine Dauer von 10 Sitzungen realistisch.

4.5.1.1 Situationsübergreifende Muster erkennen und verändern

Der in Kapitel 4.5.2.2 vorgestellte Explizierungsprozess liefert Hinweise auf die motivationalen Ursachen, beispielsweise warum der Patient sich in bestimmten Situationen überfordert, und verdeutlicht, dass es sich dabei um maladaptives und aufrechterhaltendes Verhalten handelt. In einem nächsten Schritt ist zu klären, ob sich diese Erlebens- und Verhaltensmuster auch in anderen Situationen zeigen bzw. ob sich bestimmte Risikobereiche (z. B. Forderungen von Anderen, Wettbewerbssituationen, Auftreten von und Umgang mit körperlichen Beschwerden, etc.) identifizieren lassen. Neue bzw. alternative Verhaltensweisen können dann für diese Bereiche mit dem

Risikobereiche

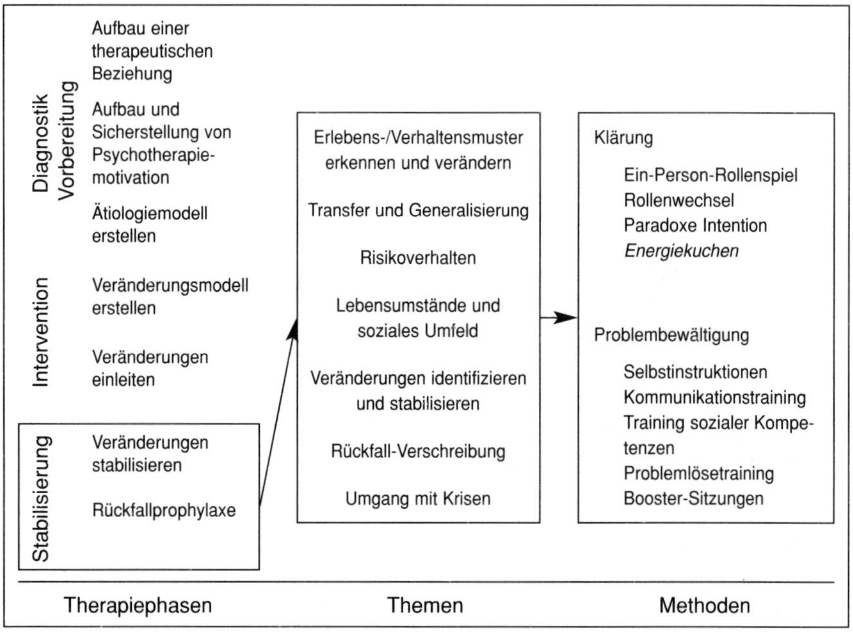

Abbildung 11:
Ablaufschema der Stabilisierungsphase

Patienten erarbeitet werden und anhand verschiedener Übungen (z. B. Ein-Person-Rollenspiel, Training sozialer Kompetenzen, Hausaufgaben, Selbstinstruktionen, Kommunikationstraining, etc.) ausprobiert und eingeübt werden.

4.5.1.2 Transfer und Generalisierung

Sind in einem Bereich adaptive Verhaltensweisen etabliert (→ z. B. AAA, Kap. 4.4.2.1 *stabiler Leistungszuwachs von 25 % beim Spazieren gehen*), soll versucht werden, das hinter diesem Aufbau stehende Prinzip aus dem umschriebenen Bereich (→ z. B. *Spazieren gehen*) in verschiedene Situationen und Themenbereiche zu übertragen bzw. mit dem Patienten die Möglichkeiten eines Transfer zu diskutieren:

Beispiel

Th: Jetzt haben Sie durch das AAA beim Spazieren gehen einen Zuwachs Ihrer Leistungsfähigkeit um 25 % erreicht. Wie haben Sie dies gemacht?

Pat: In ganz kleinen, aber kontinuierlichen Schritten.

Th: Was meinen Sie, funktioniert diese Prinzip nur beim Spazieren gehen, oder auch bei anderen Tätigkeiten?

Pat: Was für andere Tätigkeiten meinen Sie?

Th: Nun ja, z. B. Hobbys wieder aufnehmen, Abends weggehen und Freunde treffen, Wiederaufnahme vom Beruf, Reisen, … .

Zur Bearbeitung dieser für Patienten oft schweren Aufgabe (*Wie kann ich den AAA auf meinen Beruf übertragen?*) kann ein einfaches Problemlösetraining durchgeführt werden (1. *Warum ist der Transfer für mich so schwer?* → 2. *Brain storming* verschiedener Lösungsmöglichkeiten → 3. Auswahl → 4. Durchführung → 5. Evaluation).

4.5.1.3 Identifikation und Operationalisierung von Risikoverhalten[9]

Es ist eine grundlegende Annahme, dass das Erleben und Verhalten einen maßgeblichen Anteil an der Entstehung und Aufrechterhaltung der körperlichen Beschwerden hat. Entsprechend ist es sinnvoll, mit dem Patienten ein genaues Bild davon zu erarbeiten, wie er sich verhalten muss, um wieder eine Verschlechterung (→ Zunahme der Erschöpfung, etc.) zu erreichen (bzw. wie er sich nicht verhalten sollte, wenn er dies vermeiden will). Dieses Risikoverhalten sollte genau operationalisiert werden, d. h. detailliert in Art (→ *Übernahme von „Extra-Job" am Arbeitsplatz*), Intensität und Dauer (→ *2 Stunden Aktenarbeit zusätzlich pro Woche*) beschrieben und schriftlich in Form von Protokollen festgehalten werden. Eine andere Möglichkeit besteht darin, mit dem Patienten einen *Energiekuchen* für Risikoverhalten (welches in vielen Fällen mittelfristig vor Beginn der Beschwerden gezeigt wurde) zu erstellen, d. h. in Prozent den Anteil der Energie festhalten, welcher in die verschiedenen Tätigkeiten „geflossen" ist (z. B. 80 % Arbeit, 10 % soziale Verpflichtungen, 5 % Familie, 1 % Zeit für sich, 2 % Hobbies, 2 % passive Erholung = TV sehen, 0 % aktive Erholung = Sport). Ziel dieses Vorgehens ist es, mit dem Patienten anschließend eine Energieplanung zu machen, die langfristig zu keinen körperlichen Beschwerden führt (z. B. 60 % Arbeit, 10 % soziale Verpflichtungen, 10 % Familie, 5 % Zeit für sich, 3 % Hobbies, 2 % passive Erholung = TV sehen, 10 % aktive Erholung = Sport).

Risikoverhalten

Energiekuchen

4.5.1.4 Berücksichtigung und Veränderung der Lebensumstände und des sozialen Umfelds

Auf Grund der andauernden starken und weitreichenden Funktionseinschränkungen ist der Alltag betroffener Patienten entsprechend verändert und den Symptomen und Beeinträchtigungen angepasst. Die Wiederauf-

[9] Sehr empfehlenswert ist dafür auch das Buch „Schwarz ärgern – aber richtig" von Rainer Sachse (2003, Klett-Cotta)

nahme eines „normalen Lebens“ ist deshalb nur dann möglich, wenn die störungsbedingten Veränderungen berücksichtigt und schrittweise modifiziert werden. Dies bedeutet im Einzelfall auf Seiten des Patienten beispielsweise die Wiederaufnahme einer beruflichen Tätigkeit, die zunehmende Verantwortungsübernahme in der Familie, den Aufbau eines „nicht-CFS“-Freundeskreises, den Aufbau einer neuen Rolle in der Partnerschaft, etc. Von großer Bedeutung ist der Einbezug der näheren Bezugspersonen, da in vielen Fällen auf dem Weg zur Normalisierung viele offensichtliche und versteckte Anpassungen in der Beziehung (wie z. B. direkte und indirekte Schonung des Partners, Verantwortungsübernahme) vorliegen. Diese sollten im Einzel- auch im Mehrpersonensetting (z. B. Partner oder Familie) transparent gemacht und gegebenenfalls verändert werden. Eine Möglichkeit dazu bietet die *Zauberfrage*:

Zauber-Frage

Zauberfrage
Th: Stellen Sie beide sich einmal vor, ich könnte zaubern und würde alle Beschwerden von Ihnen (→ der Patientin) jetzt wegzaubern, d. h. Sie wären vollständig gesund und leistungsfähig. Welche Konsequenzen hätte das auf 1. Ihr Leben (→ der Patientin) und 2. Ihr gemeinsames Zusammenleben?

In der anschließenden Diskussion können entstehende und/oder vorliegende Probleme mit den Beteiligten direkt angesprochen und notwendige Veränderungsmöglichkeiten besprochen und eingeleitet werden.

4.5.2 Rückfallprophylaxe

4.5.2.1 Veränderungen herausarbeiten und überprüfen: Umgang mit Krisen

Nach Beendigung der Psychotherapie kann der Patient in der Regel nicht mehr auf die Hilfe des Psychotherapeuten für die Klärung und Bewältigung seiner Probleme zurückgreifen, d. h. er sollte dann seine in der Psychotherapie erworbenen Fähigkeiten einsetzen. Damit sich der Patient dieser neuen Kompetenzen bewusst wird, bietet es sich an, die während der Therapie entstandenen Veränderungen bzw. die damit assoziierten neuen Fähigkeiten oder Erkenntnisse des Patienten zu sammeln. Dabei können auch die Ergebnisse der im Rahmen der Qualitätssicherung eingesetzten Fragebogen (siehe Kapitel 3.3) verwendet werden. Diese Fähigkeiten/Erkenntnisse können in einem Rollentausch (Patient wird Therapeut und umgekehrt) überprüft und gefestigt werden. Der Therapeut schildert dann eine typische Patienten-Situation (*Stressbelastung bei der Arbeit → Überstun-*

Rollentausch

den → keine Erholung → körperliche Symptome → somatische Attribution → Schonungsverhalten → keine Besserung) und der Patient muss dann dem Therapeuten helfen, das Problem zu verstehen und adäquat zu bewältigen. Mit diesem Vorgehen lernt der Patient, eigenes Problemverhalten aus einer „Meta"-Perspektive zu erkennen und erlernte Fähigkeiten/Erkenntnisse zur Lösung einzusetzen.

4.5.2.2 Rückfälle „verschreiben"

Symptomverschreibung

Die Wahrscheinlichkeit einer Symptomverschlechterung nach Beendigung der Psychotherapie ist groß. Es ist deshalb sinnvoll, dies deutlich zu machen, d. h. mit dem Patienten zu klären, wie oft er wohl in den nächsten 12 Monaten wieder starke und anhaltende körperliche Beschwerden haben wird (z. B. Erschöpfung und Halsschmerzen), welches problematisches Verhalten er dann wahrscheinlich zeigen wird (z. B. Schonungsverhalten und Hilflosigkeit) und was er dagegen tun kann (z. B. nach Ursachen im eigenen Erleben und Verhalten suchen, Stressbelastung reduzieren, aktive Entspannung, mit Partner über Probleme und nicht nur die Symptome sprechen, etc.).

4.5.2.3 Booster-Termine

Um die Gefahr einer erneuten Chronifizierung bei Symptomverschlechterungen gering zu halten und/oder um dem Patienten in seinem Veränderungsstreben zu unterstützen, bieten sich Booster-Sitzungen („Auffrisch-Termine") in größerem zeitlichen Abstand an. Es ist auch sinnvoll, die ausgewerteten Post- und Katamnese-Fragebogen mit dem Patienten zu besprechen, da damit dem Patienten eine „objektive" Rückmeldung seiner Veränderungen und seiner möglicherweise noch bestehenden Probleme vorgelegt werden kann.

4.6 Ausmaß und Verlauf psychotherapeutischer Veränderungen

Tabelle 20 zeigt die Effektstärken von psychotherapeutischen Maßnahmen, welche auf dem beschriebenen kognitiv-verhaltenstherapeutischen Störungsmodell basieren. Die beschriebenen Untersuchungen unterscheiden sich in Bezug auf die inhaltliche Art und Breite der Intervention, die untersuchte Patientenpopulation und die Erfahrung der Therapeuten. Insgesamt zeigen sich in allen Studien signifikante und klinisch relevante Veränderungen im Ausmaß der Erschöpfungsbeschwerden und der funktionellen Beeinträchtigung. Die Ergebnisse der randomisiert-kontrollierten Studien zeigen, dass die beobachteten Effekte nicht unspezifisch sind, da alle Studien eine Kontrollbedingung mit ähnlichem zeitlichen Aufwand aufweisen.

„Breite" Therapien besser als „Mono"-Therapie

Es ist interessant, dass sich die Ergebnisse aus Studien mit spezialisierten Therapeuten an selektierten Patienten (Deale et al., 1997; Powell et al., 2001) in etwa auch auf Studien mit realistischeren Bedingungen, wie z. B. in der Studie von Prins et al. (2001), übertragen lassen. Auf einen einzelnen Behandlungsaspekt ausgerichtete Monotherapien, wie z. B. der „reine" Aktivitätsaufbau in der Studie von Fulcher und White (1997), scheinen nicht die effektiven Möglichkeiten einer Psychotherapie voll auszuschöpfen bzw. sind nur bei „unkomplizierten" Patienten effektiv. Interessant sind in dieser Hinsicht auch die Ergebnisse der Minimalinterventionsstudie von Powell et al. (2001), die zeigen, dass bei solchen „unkomplizierten" Patienten (geringe Komorbidität, hohe Änderungsmotivation, veränderungsfähiges subjektives Krankheitsmodell) schon zeitlich und inhaltlich begrenzte Interventionen langfristige und relevante Veränderungen bewirken können. Im Umkehrschluss verdeutlichen diese Ergebnisse auch, wie wichtig eine individuelle Fallkonzeption und eine tragfähige Therapiebeziehung bei „komplizierten" Patienten sind.

Veränderungen persistieren über Therapie hinaus

Der Verlauf deutet auf eine starke zeitliche Verzögerung der Therapieeffekte hin, wie dies am Beispiel der Studie von Deale et al. (1997) in Abbildung 12 deutlich wird.

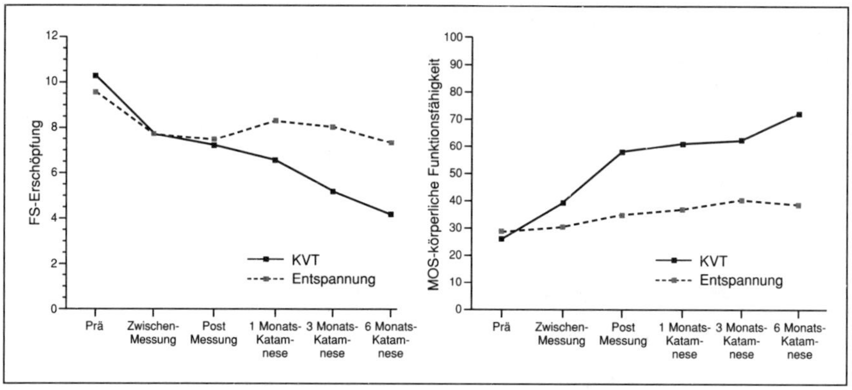

Abbildung 12:
Verlauf der Erschöpfungs- und Funktionsveränderung bei kognitiver Verhaltenstherapie (KVT) und einer Kontrollbedingung (Entspannungstraining)

Tabelle 20:
Direkte (Behandlungsgruppe versus Kontrollgruppe zum Post-Messzeitpunkt) und indirekte (Behandlungsgruppe prä-post) Effektstärken psychotherapeutischer Behandlungen

Studie	Patienten		Interventionen		Evaluations-kriterien[3]	Effektstärke[2]	
	Behandlungs-gruppe	Kontrollgruppe	Behandlungs-gruppe	Kontrollgruppe		direkt	indirekt
Fulcher und White, 1997	33 CFS-Patienten ohne komorbide psychische Störungen[1]	33 CFS-Patienten ohne komorbide psychische Störungen[1]	Allmählicher Aktivitätsaufbau	Entspannungs-training	Erschöpfung (FS) Funktionelle Beeinträchtigung (SF-36)	3 Monate post FS: 0.85 SF-36: 0.5	3 Monate post FS: 1.05 SF-36: 1.40
Powell et al., 2001	37 CFS-Patienten ohne komorbide Somatisierungs-störung[1]	34 CFS-Patienten ohne komorbide Somatisierungs-störung[1]	3 Stunden Psychoedukation und Aktivitätsplanung	Diagnostik und schriftliche Information	Erschöpfung (FS) Funktionelle Beeinträchtigung (SF-36)	1 Jahr post FS: 2.1 SF-36: 1.6	1 Jahr post FS: 2.2 SF-36: 1.8
Deale et al., 1997	30 CFS-Patienten ohne komorbide Somatisierungs-störung[1]	30 CFS-Patienten ohne komorbide Somatisierungs-störung[1]	15 Stunden Kognitive Verhaltens-therapie (KVT)	10 Stunden Entspannungs-training	Erschöpfung (FS) Funktionelle Beeinträchtigung (MOS)	1 Jahr post FS: 0.78 MOS: 1.2	1 Jahr post FS: 1.53 MOS: 1.3
Prins et al., 2001	55 CFS-Patienten	61 CFS-Patienten	16 Stunden KVT von CFS-unerfahrenen Therapeuten	Geführte Selbsthilfegruppe	Erschöpfung (CIS) Funktionelle Beeinträchtigung (SIP)	14 Monate post CIS: 0.74 SIP: 0.56	14 Monate post CIS: 1.67 SIP: 1.1

Anmerkungen: 1 Fukuda-Kritierien 1994 + zusätzliches Ausschlusskriterium
2 Effektstärken wurden entweder direkt (= Post-Differenz zwischen Behandlungs- und Kontrollgruppen) oder indirekt (= Prä-Post-Differenz in der Behandlungsgruppe) berechnet
3 CIS: Checklist Individual Strength; SIP: Sickness Impact Profile; SF-36: Short form health survey; MOS: Short-form, general health survey; FS: Fatigue Scale

5 Zusammenfassung

Erschöpfung ist eine sehr häufige Beschwerde. Als unspezifisches und kontinuierlich verteiltes Symptom ist die Liste möglicher Ursachen lang und reicht von akuten Belastungen über medizinischen Erkrankungen zu psychischen Störungen. Erschöpfung als Symptom hat dabei eine Warnfunktion, d. h. sie zeigt an, dass *etwas im Körper nicht richtig läuft* und etwas daran geändert werden sollte. Auch wenn die der Erschöpfung unmittelbar zu Grunde liegenden psychobiologischen Prozesse (→ z. B. Veränderungen neuroendokrin-immunologischer Prozesse) als allgemeine Mechanismen von Erschöpfung betrachtet werden können, richtet sich die Therapie auf die Veränderung der primären Ursachen (→ Belastungen, medizinische Erkrankungen, psychische Störungen). Die Betrachtung von Erschöpfung als eigenständiges Problem, d. h. spezifische Störung, ist dann gegeben, wenn das Erleben (→ z. B. somatisch ausgerichtetes subjektives Krankheits- und Behandlungsmodell) und Verhalten (→ z. B. Überaktivität, Schonung, Inaktivität) die körperlichen Beschwerden über sekundär entstehende physiologische Veränderungen aufrechterhalten und langfristig stabilisieren. In anderen Worten, die Ursachen für die Entstehung von Erschöpfung sind individuumsspezifisch, die Ursachen für die Aufrechterhaltung hingegen störungsspezifisch. Der verbindende „rote Faden" kann in den individuellen motivationalen Schemata gesehen werden, welche sowohl den auslösenden als auch den aufrechterhaltenden Prozessen zu Grunde liegt.

Entsprechend sollte die Psychotherapie chronischer Erschöpfungszustände die Klärung und Bewältigung von sowohl störungsspezifischen als auch individuumsspezifischen Faktoren umfassen. Der Aufbau einer tragfähigen Beziehung und einer ausreichenden *Psycho*therapiemotivation sind bei diesem Störungsbild notwendige Grundlage einer erfolgreichen Therapie. Die beschriebenen störungsspezifischen Interventionen sollen langsam und langfristig den entstandenen physiologischen Veränderungen entgegen wirken und die Etablierung einer normalen Tages- und Aktivitätsstruktur zum Ziel haben, wohin gegen die individuumsspezifischen Interventionen klären sollen, welche Annahmen, Ziele, Pläne bzw. Überzeugungen (im Sinne motivationaler Schemata) der Patient hat, wie diese mit seinen Beschwerden zusammenhängen und wie er sie verändern kann.

6 Weiterführende Literatur

Systematische Reviews und Meta-Analysen

Price, J. R. & Couper, J. (1998). Cognitive behavioural therapy for CFS. *Cochrane Collaboration* Oxford: Update Software.

Reid, S., Chalder, T., et al. (2000). Chronic fatigue syndrome. *British Medical Journal, 320(7230),* 292–296.

Reid, S., Chalder, T., et al. (2002). Chronic fatigue syndrome. *Clinical Evidence, 7,* 966–978.

Whiting, P., Bagnall, A. M., et al. (2001). Interventions for the treatment and management of chronic fatigue syndrome: a systematic review. *Journal of the American Medical Association, 286(11),* 1360–8.

Monografien

Demitrack, M. A. & Abbey, S. E. (1997). *Chronic Fatigue Syndrome: An integrative approach to evaluation and treatment.* New York, London: The Guildford Press.

Wessely, S., Hotopf, M., et al. (1998). *Chronic fatigue and its syndromes.* Oxford: Oxford University Press.

Berg, P. A. (2003). *Chronisches Müdigkeitssyndrom und Fibromyalgiesyndrom.* Berlin: Springer.

Nix, W. A. (1996). *Immer müde – Bin ich krank?* Stuttgart: Trias.

Internet

AWMF – Somatoforme Störungen: www.uni-duesseldorf.de/WWW/AWMF/ll/psytm001.htm.

AWMF – Neurasthenie: www.uni-duesseldorf.de/WWW/AWMF/ll/psytm008.htm.

CFS-Homepage, Klinische Psychologie und Psychotherapie, Universität Zürich: www.psychologie.unizh.ch/klipsypt/praxisstelle/cfs/index.

DEGAM Leitlinien: Müdigkeit: www.degam-leitlinien.de, Stichwort: Müdigkeit.

7 Literatur

Backhaus, J. & Riemann, D. (1999). *Schlafstörungen*, Fortschritte Psychotherapie, Band 7. Göttingen: Hogrefe.

Bass, C. & Murphy, M. (1995). Somatoform and personality disorders: syndromal comorbidity and overlapping developmental pathways. *Journal of Psychosomatic Research, 39*(4), 403–427.

Bentall, R. P., Powell, P., Nye, F. J. & Edwards, R. H. (2002). Predictors of response to treatment for chronic fatigue syndrome. *British Journal of Psychiatry, 181*, 248–252.

Bonner, D., Ron, M., Chalder, T., Butler, S. & Wessely, S. (1994). Chronic fatigue syndrome: a follow up study. *Journal of Neurology, Neurosurgery, and Psychiatry, 57*(5), 617–621.

Chalder, T., Berelowitz, G., Pawlikowska, T., Watts, L., Wessely, S., Wright, D., et al. (1993). Development of a fatigue scale. *Journal of Psychosomatic Research, 37*(2), 147–153.

Chalder, T., Power, M. J. & Wessely, S. (1996). Chronic fatigue in the community: a question of attribution. *Psychological Medicine, 26*(4), 791–800.

Cuykx, V., Van Houdenhove, B. & Neerinckx, E. (1998). Childhood abuse, personality disorder and chronic fatigue syndrome. *General Hospital Psychiatry, 20*(6), 382–384.

David, A. & Wessely, S. (1993). Chronic fatigue, ME, and ICD-10. *Lancet, 342*(8881), 1247–1248.

Deale, A., Chalder, T., Marks, I. & Wessely, S. (1997). Cognitive behavior therapy for chronic fatigue syndrome: a randomized controlled trial. *Amercian Journal of Psychiatry, 154*(3), 408–414.

Deale, A., Chalder, T. & Wessely, S. (1998). Illness beliefs and treatment outcome in chronic fatigue syndrome. *Journal of Psychosomatic Research, 45*(1 Spec No), 77–83.

Egle, U. T., Hoffmann, S. O. & Steffens, M. (1997). Psychosoziale Risiko- und Schutzfaktoren in Kindheit und Jugend als Prädisposition für psychische Störungen im Erwachsenenalter. *Nervenarzt, 68*(9), 683–695.

Ehlert, U. & Heim, C. (1998). Verhaltensmedizin bei Frauen mit chronischen Unterbauchbeschwerden. *Verhaltenstherapie, 8*, 106–111.

Ehlert, U., Heim, C. & Hellhammer, D. H. (1999). Chronic pelvic pain as a somatoform disorder. *Psychotherapy and psychosomatics, 68*(2), 87–94.

Escobar, J. I., Rubio-Stipec, M., Canino, G. & Karno, M. (1989). Somatic symptom index (SSI): a new and abridged somatization construct. Prevalence and epidemiological correlates in two large community samples. *Journal of Nervous and Mental Disorders, 177*(3), 140–146.

Fischler, B., Cluydts, R., De Gucht, Y., Kaufman, L. & De Meirleir, K. (1997). Generalized anxiety disorder in chronic fatigue syndrome. *Acta Psychiatrica Scandinavica, 95*(5), 405–413.

Fukuda, K., Straus, S. E., Hickie, I., Sharpe, M. C., Dobbins, J. G. & Komaroff, A. (1994). The chronic fatigue syndrome: a comprehensive approach to its definition and study. International Chronic Fatigue Syndrome Study Group. *Annals of Internal Medicine, 121*(12), 953–959.

Fulcher, K. Y. & White, P. D. (1997). Randomised controlled trial of graded exercise in patients with the chronic fatigue syndrome. *British Medical Journal, 314*(7095), 1647–1652.

Gaab, J., Engert, V., Heitz, V., Schad, T., Schurmeyer, T. H. & Ehlert, U. (2004). Associations between neuroendocrine responses to the Insulin Tolerance Test and patient characteristics in chronic fatigue syndrome. *Journal of Psychosomatic Research, 56*(4), 419–424.

Gaab, J., Huster, D., Peisen, R., Engert, V., Heitz, V., Schad, T., et al. (2002). Hypothalamic-pituitary-adrenal axis reactivity in chronic fatigue syndrome and health under psychological, physiological, and pharmacological stimulation. *Psychosomatic Medicine, 64*(6), 951–962.

Geracioti, T. D., Jr., Loosen, P. T. & Orth, D. N. (1997). Low cerebrospinal fluid corticotropin-releasing hormone concentrations in eucortisolemic depression. *Biological Psychiatry, 42*(3), 165–174.

Gillespie, N., Kirk, K. M., Heath, A. C., Martin, N. G. & Hickie, I. (1999). Somatic distress as a distinct psychological dimension. *Social Psychiatry and Psychiatric Epidemiology, 34*(9), 451–458.

Grawe, K. (1998). *Psychologische Therapie*. Göttingen: Hogrefe.

Halliday, J. L. (1943). Principles of aetiology. *British Journal of Medical Psychology, 19*, 367.

Hickie, I., Lloyd, A., Hadzi-Pavlovic, D., Parker, G., Bird, K. & Wakefield, D. (1995). Can the chronic fatigue syndrome be defined by distinct clinical features? *Psychological Medicine, 25*(5), 925–935.

Hotopf, M., Noah, N. & Wessely, S. (1996). Chronic fatigue and minor psychiatric morbidity after viral meningitis: a controlled study. *Journal of Neurology, Neurosurgery, and Psychiatry, 60*(5), 504–509.

Johnson, S. K., De Luca, J. & Natelson, B. H. (1996a). Assessing somatization disorder in the chronic fatigue syndrome. *Psychosomatic Medicine, 58*(1), 50–57.

Johnson, S. K., De Luca, J. & Natelson, B. H. (1996b). Personality dimensions in the chronic fatigue syndrome: a comparison with multiple sclerosis and depression. *Journal of Psychiatric Research, 30*(1), 9–20.

Joyce, J., Hotopf, M., & Wessely, S. (1997). The prognosis of chronic fatigue and chronic fatigue syndrome: a systematic review. *Quarterly Journal of Medicine, 90*(3), 223–233.

Kleinman, A. (1986). *A social origin of distress and disease*. New Haven: Yale University Press.

Krupp, L. B., Jandorf, L., Coyle, P. K. & Mendelson, W. B. (1993). Sleep disturbance in chronic fatigue syndrome. *Journal of Psychosomatic Research, 37*(4), 325–331.

Lariviere, W. R. & Melzack, R. (2000). The role of corticotropin-releasing factor in pain and analgesia. *Pain, 84*(1), 1–12.

Leese, G., Chattington, P., Fraser, W., Vora, J., Edwards, R. & Williams, G. (1996). Short-term night-shift working mimics the pituitary-adrenocortical dysfunction in chronic fatigue syndrome. *Journal of Clinical Endocrinology and Metabolism, 81*(5), 1867–1870.

Lieb, R., Pfister, H., Mastaler, M. & Wittchen, H. U. (2000). Somatoform syndromes and disorders in a representative population sample of adolescents and young adults: prevalence, comorbidity and impairments. *Acta Psychiatrica Scandinavica, 101*(3), 194–208.

Luger, A., Deuster, P. A., Kyle, S. B., Gallucci, W. T., Montgomery, L. C., Gold, P. W., et al. (1987). Acute hypothalamic-pituitary-adrenal responses to the stress of treadmill exercise. Physiologic adaptations to physical training. *New England Journal of Medicine, 316*(21), 1309–1315.

Manu, P., Matthews, D. A. & Lane, T. J. (1991). Panic disorder among patients with chronic fatigue. *Southern Medical Journal, 84*(4), 451–456.

Maurischat, C., Auclair, P., Bengel, J. & Härter, M. (2002). Erfassung der Bereitschaft zur Änderung des Bewältigungsverhaltens bei chronischen Schmerzpatienten – eine Studie zum Transtheoretischen Modell. *Der Schmerz, 16*, 34–40.

Morriss, R., Sharpe, M., Sharpley, A. L., Cowen, P. J., Hawton, K. & Morris, J. (1993). Abnormalities of sleep in patients with the chronic fatigue syndrome. *British Medical Journal, 306*(6886), 1161–1164.

Morriss, R. K., Wearden, A. J. & Battersby, L. (1997). The relation of sleep difficulties to fatigue, mood and disability in chronic fatigue syndrome. *Journal of Psychosomatic Research, 42*(6), 597–605.

Moss-Morris, R. & Petrie, K. J. (2001). Discriminating between chronic fatigue syndrome and depression: a cognitive analysis. *Psychological Medicine, 31*(3), 469–479.

Moss-Morris, R., Weinman, J., Petrie, K. J., Horne, R. & Camerone, L. D. (2002). The revised illness perception questionnaire (IPQ-R). *Psychology & Health, 17*(1), 1–16.

Müller, A., Hartmann, M. & Eich, W. (2000). Inanspruchnahme medizinischer Versorgungsleistungen – Untersuchung bei Patienten mit Fibromyalgiesyndrom (FMS). *Schmerz, 14*, 77–83.

Natelson, B. (2001). Reply to: Lipschitz, E. L.: Chronic fatigue syndrome and posttraumatic stress disorder. *Journal of the American Medical Association, 286*(8), 916–917.

Noyes, R., Jr., Langbehn, D. R., Happel, R. L., Stout, L. R., Muller, B. A. & Longley, S. L. (2001). Personality dysfunction among somatizing patients. *Psychosomatics, 42*(4), 320–329.

Pawlikowska, T., Chalder, T., Hirsch, S. R., Wallace, P., Wright, D. J. & Wessely, S. C. (1994). Population based study of fatigue and psychological distress. *British Medical Journal, 308*(6931), 763–766.

Pepper, C. M., Krupp, L. B., Friedberg, F., Doscher, C. & Coyle, P. K. (1993). A comparison of neuropsychiatric characteristics in chronic fatigue syndrome, multiple sclerosis, and major depression. *Journal of Neuropsychiatry and Clinical Neuroscience, 5*(2), 200–205.

Powell, P., Bentall, R. P., Nye, F. J. & Edwards, R. H. (2001). Randomised controlled trial of patient education to encourage graded exercise in chronic fatigue syndrome. *British Medical Journal, 322*(7283), 387–390.

Prins, J. B., Bleijenberg, G., Bazelmans, E., Elving, L. D., de Boo, T. M., Severens, J. L., et al. (2001). Cognitive behaviour therapy for chronic fatigue syndrome: a multicentre randomised controlled trial. *Lancet, 357*(9259), 841–847.

Prochaska, J. O. & DiClemente, C. C. (1982). Transtheoretical therapy: Toward a more integrative model of change. *Psychotherapy: Theory, Research and Practice, 19*(3), 276–288.

Rangel, L., Garralda, E., Levin, M. & Roberts, H. (2000). Personality in adolescents with chronic fatigue syndrome. *European Child & Adolescence Psychiatry, 9*(1), 39–45.

Ray, C., Weir, W., Stewart, D., Miller, P. & Hyde, G. (1993). Ways of coping with chronic fatigue syndrome: development of an illness management questionnaire. *Social Science & Medicine, 37*(3), 385–391.

Ray, C., Weir, W. R. C., Cullen, S. & Phillips, S. (1992). Development of a measure of symptoms in Chronic Fatigue Syndrome: The Profile of Fatigue-Related Symptoms (PFRS). *Psychology & Health, 7*, 27–43.

Reid, S., Chalder, T., Cleare, A., Hotopf, M. & Wessely, S. (2000). Chronic fatigue syndrome. *British Medical Journal, 320*(7230), 292–296.

Rief, W. & Hiller, W. (1999). Toward empirically based criteria for the classification of somatoform disorders. *Journal of Psychosomatic Research, 46*(6), 507–518.

Sachse, R. (1995). *Der Psychosomatische Patient in der Praxis: Grundlagen einer effektiven Therapie mit „schwierigen" Klienten*. Stuttgart: Kohlhammer.

Sachse, R. (1996). *Praxis der Zielorientierten Gesprächspsychotherapie*. Göttingen: Hogrefe.

Sachse, R. (2002). *Klärungsorientierte Psychotherapie*. Göttingen: Hogrefe.

Salit, I. E. (1997). Precipitating factors for the chronic fatigue syndrome. *Journal of Psychiatric Research, 31*(1), 59–65.

Schwarz, R., Krauss, O. & Hinz, A. (2003). Fatigue in the general population. *Onkologie, 26*(2), 140–144.

Schulte. D. (1996). *Therapieplanung*. Göttingen: Hogrefe.

Sharpe, M., Hawton, K., Seagroatt, V. & Pasvol, G. (1992). Follow up of patients presenting with fatigue to an infectious diseases clinic. *British Medical Journal, 305*(6846), 147–152.

Smets, E. M., Garssen, B., Bonke, B. & De Haes, J. C. (1995). The Multidimensional Fatigue Inventory (MFI). Psychometric qualities of an instrument to assess fatigue. *Journal of Psychosomatic Research, 39*(3), 315–325.

Stern, J., Murphy, M. & Bass, C. (1993). Personality disorders in patients with somatisation disorder. A controlled study. *British Journal of Psychiatry, 163*, 785–789.

Surawy, C., Hackmann, A., Hawton, K. & Sharpe, M. (1995). Chronic fatigue syndrome: a cognitive approach. *Behavioral Research & Therapy, 33*(5), 535–544.

Taylor, R. R. & Jason, L. A. (2001). Sexual abuse, physical abuse, chronic fatigue, and chronic fatigue syndrome: a community-based study. *Journal of Nervous and Mental Disorders, 189*(10), 709–715.

Taylor, R. R. & Jason, L. A. (2002). Chronic fatigue, abuse-related traumatization, and psychiatric disorders in a community-based sample. *Social Science & Medicine, 55*(2), 247–256.

Theorell, T., Blomkvist, V., Lindh, G. & Evengard, B. (1999). Critical life events, infections, and symptoms during the year preceding chronic fatigue syndrome (CFS): an examination of CFS patients and subjects with a nonspecific life crisis. *Psychosomatic Medicine, 61*(3), 304–310.

Torres-Harding, S. R., Jason, L. A., Cane, V., Carrico, A. & Taylor, R. R. (2002). Physicians' diagnoses of psychiatric disorders for people with chronic fatigue syndrome. *International Journal of Psychiatry & Medicine, 32*(2), 109–124.

Van Houdenhove, B., Neerinckx, E., Lysens, R., Vertommen, H., Van Houdenhove, L., Onghena, P., et al. (2001). Victimization in chronic fatigue syndrome and fibromyalgia in tertiary care: a controlled study on prevalence and characteristics. *Psychosomatics, 42*(1), 21–28.

Van Houdenhove, B., Onghena, P., Neerinckx, E. & Hellin, J. (1995). Does high ‚actionproneness' make people more vulnerable to chronic fatigue syndrome? A controlled psychometric study. *Journal of Psychosomatic Research, 39*(5), 633–640.

Walker, E. A., Gelfand, A. N., Gelfand, M. D. & Katon, W. J. (1995). Psychiatric diagnoses, sexual and physical victimization, and disability in patients with irritable bowel syndrome or inflammatory bowel disease. *Psychological Medicine, 25*(6), 1259–1267.

Walker, E. A., Keegan, D., Gardner, G., Sullivan, M., Bernstein, D. & Katon, W. J. (1997). Psychosocial factors in fibromyalgia compared with rheumatoid arthritis: II. Sexual, physical, and emotional abuse and neglect. *Psychosomatic Medicine, 59*(6), 572–577.

Ware, N. C. (1993). Society, mind and body in chronic fatigue syndrome: an anthropological view. *Ciba Foundation Symposium, 173*, 62–73.

Ware, N. C. (1998). Sociosomatics and illness in chronic fatigue syndrome. *Psychosomatic Medicine, 60*(4), 394–401.

Wessely, S., Chalder, T., Hirsch, S., Pawlikowska, T., Wallace, P. & Wright, D. J. (1995). Postinfectious fatigue: prospective cohort study in primary care. *Lancet, 345*(8961), 1333–1338.

Wessely, S., Chalder, T., Hirsch, S., Wallace, P. & Wright, D. (1997). The prevalence and morbidity of chronic fatigue and chronic fatigue syndrome: a prospective primary care study. *American Journal of Public Health, 87*(9), 1449–1455.

Wessely, S., Hotopf, M. & Sharpe, M. (1998). CFS and psychiatric disorder. In *Chronic fatigue and its syndroms* (pp. 209–238). Oxford New York Tokyo: Oxford University Press.

Wessely, S., Nimnuan, C. & Sharpe, M. (1999). Functional somatic syndromes: one or many? *Lancet, 354*(9182), 936–939.

White, C. & Schweitzer, R. (2000). The role of personality in the development and perpetuation of chronic fatigue syndrome. *Journal of Psychosomatic Research, 48*(6), 515–524.

White, P. & Moorey, S. (1997). Psychosomatic illnesses are not „all in the mind". *Journal of Psychosomatic Research, 42*(4), 329–332.

White, P. D. (2000). The role of physical inactivity in the chronic fatigue syndrome. *Journal of Psychosomatic Research, 49*(5), 283–284.

Whiting, P., Bagnall, A. M., Sowden, A. J., Cornell, J. E., Mulrow, C. D. & Ramirez, G. (2001). Interventions for the treatment and management of chronic fatigue syndrome: a systematic review. *Journal of the American Medical Association, 286*(11), 1360–1368.

8 Anhang

Bezugsadresse für Fragebogen und Material

Dr. phil. Jens Gaab
Universität Zürich
Klinische Psychologie und Psychotherapie
Zürichbergstrasse 43
CH-8044 Zürich
E-Mail: j.gaab@psychologie.unizh.ch

CFS-Interview

1. Chronische Erschöpfung

a) Leiden Sie unter chronischer Erschöpfung?	nein	☐
	ja	☐
Ausmaß	gering	☐
	mittel	☐
	stark	☐
Vorhandensein	ständig	☐
	zeitweise	☐
b) Seit wann sind Sie ständig erschöpft	______	Monate
c) Waren Sie früher (vor Beginn der Beschwerden) ähnlich erschöpft?	nein	☐
	ja	☐
d) Ist die Erschöpfung das Ergebnis einer aktuellen Belastung?	nein	☐
	ja	☐
e) Wird die Erschöpfung durch Bettruhe viel besser bzw. hört dann auf?	nein	☐
	ja	☐

f) Wie stark sind Sie durch ihre Beschwerden in den folgenden Bereichen beeinträchtigt? Bitte kreuzen Sie die Linien an der zutreffenden Stelle an.

Beruf/Ausbildung

überhaupt nicht (0 %) ———————————— sehr stark (100 %)

Haushalt /Selbstversorgung

überhaupt nicht (0 %) ———————————— sehr stark (100 %)

Familie/soziale Kontakte

überhaupt nicht (0 %) ———————————— sehr stark (100 %)

Freizeitaktivitäten

überhaupt nicht (0 %) ———————————— sehr stark (100 %)

2. Weitere Beschwerden (Dauer mindestens 6 Monate)

a) Beeinträchtigende Gedächtnis- und/oder Konzentrationsprobleme	nein	☐
	ja	☐
Ausmaß	gering	☐
	mittel	☐
	stark	☐
Vorhandensein	ständig	☐
	zeitweise	☐

b) Halsschmerzen		nein	☐
		ja	☐
	Ausmaß	gering	☐
		mittel	☐
		stark	☐
	Vorhandensein	ständig	☐
		zeitweise	☐
c) Schmerzhafte/geschwollene Lymphknoten		nein	☐
		ja	☐
	Ausmaß	gering	☐
		mittel	☐
		stark	☐
	Vorhandensein	ständig	☐
		zeitweise	☐
d) Muskelschmerzen		nein	☐
		ja	☐
	Ausmaß	gering	☐
		mittel	☐
		stark	☐
	Vorhandensein	ständig	☐
		zeitweise	☐
e) Gelenkschmerzen		nein	☐
		ja	☐
	Ausmaß	gering	☐
		mittel	☐
		stark	☐
	Vorhandensein	ständig	☐
		zeitweise	☐
f) Kopfschmerzen		nein	☐
		ja	☐
	Ausmaß	gering	☐
		mittel	☐
		stark	☐
	Vorhandensein	ständig	☐
		zeitweise	☐

g) Fühlen Sie sich oft nach ausreichend Schlaf nicht besser?		nein	☐
		ja	☐
	Ausmaß	gering	☐
		mittel	☐
		stark	☐
	Vorhandensein	ständig	☐
		zeitweise	☐
h) Starke und langandauernde Erschöpfung nach Anstrengungen		nein	☐
		ja	☐
	Ausmaß	gering	☐
		mittel	☐
		stark	☐
	Vorhandensein	ständig	☐
		zeitweise	☐

3. Weitere Symptome

Symptom: ______			
	Ausmaß	gering	☐
		mittel	☐
		stark	☐
	Vorhandensein	ständig	☐
		zeitweise	☐
Symptom: ______			
	Ausmaß	gering	☐
		mittel	☐
		stark	☐
	Vorhandensein	ständig	☐
		zeitweise	☐
Symptom: ______			
	Ausmaß	gering	☐
		mittel	☐
		stark	☐
	Vorhandensein	ständig	☐
		zeitweise	☐

Symptom: ______________________________

Ausmaß	gering	☐
	mittel	☐
	stark	☐
Vorhandensein	ständig	☐
	zeitweise	☐

Symptom: ______________________________

Ausmaß	gering	☐
	mittel	☐
	stark	☐
Vorhandensein	ständig	☐
	zeitweise	☐

Symptom: ______________________________

Ausmaß	gering	☐
	mittel	☐
	stark	☐
Vorhandensein	ständig	☐
	zeitweise	☐

Symptom: ______________________________

Ausmaß	gering	☐
	mittel	☐
	stark	☐
Vorhandensein	ständig	☐
	zeitweise	☐

Symptom: ______________________________

Ausmaß	gering	☐
	mittel	☐
	stark	☐
Vorhandensein	ständig	☐
	zeitweise	☐

Auswertung
Generell
Ein Kriterium/Symptom ist dann diagnostisch zu werten, wenn es mit *Ja (Ausnahme: 1.c – 1.f)* und entweder Ausmaß: *mittel* + Vorhandensein: *ständig* oder Ausmaß: *stark* + Vorhandensein: *zeitweise* angegeben wurde.
Diagnosevergabe (nach medizinischer und psychologischer Ausschlussdiagnostik!):
Chronisches Erschöpfungssyndrom 1.a — ja 1.b — mindestens 6 Monate 1.c — nein 1.d — nein 1.e — nein 1.f — insgesamt eine substanzielle Reduktion in allen Bereichen 2. — Mindestens 4 aus den 8 gegeben Symptomen *Idiopathische chronische Erschöpfung (nach medizinischer und psychologischer Ausschlussdiagnostik!)* Kriterien für das Chronische Erschöpfungssyndrom sind nicht erfüllt
Optional
Angabe weiterer Beschwerden (siehe 3.)

Anleitung

Die folgenden Unterlagen dienen der Erfassung wichtiger Aspekte Ihrer Beschwerden im Verlauf. Durch die genaue Beobachtung und das schriftliche Festhalten Ihrer Beeinträchtigungen und der Dauer von Aktivität, Ruhe und Schlaf können Rückschlüsse gezogen werden, was in Ihrem persönlichen Fall einen guten oder einen schlechten Einfluss auf Ihr Befinden hat. Darüber hinaus kann man erkennen, welche Auswirkungen die Therapie bei Ihnen auf das Ausmaß der Beschwerden bzw. die dadurch verursachten Beeinträchtigungen hat. Die Verlaufsmessung besteht aus drei Teilen: Das **Erschöpfungstagebuch** ermöglicht die Erfassung Ihres Befindens für einzelne Tage, der **Symptomverlauf** ermöglicht über eine Zusammenfassung der Informationen der einzelnen Tage Aussagen über den Verlauf Ihres Befindens über längere Zeitspannen bzw. über den Verlauf der Therapie und die **Beeinträchtigungseinschätzung** hilft Ihnen einzuschätzen, wie stark Ihre Beeinträchtigungen sind.

Das Vorgehen ist einfach:

Bitte füllen Sie für jeden Tag das **Erschöpfungstagebuch** aus. Dazu markieren Sie für jede Stunde mit einem Farbstift was Sie zu der betreffenden Zeit gemacht haben (grün für Aktivität, blau für Ruhe und schwarz für Schlaf). Die jeweilige Stunde fängt am oberen Rand eines Kästchens an und dauert bis zum unteren Rand des Kästchens, d. h. in der Mitte eines Kästchens ist immer die halbe Stunde und die Trennlinie zwischen den Kästchen kennzeichnet die volle Stunde. Schätzen Sie bitte abends anhand der **Beeinträchtigungseinschätzung** ein, wie starke Ihre Beschwerden und Beeinträchtigungen an diesem Tag für sie waren und tragen Sie dies in dem Erschöpfungstagebuch unten im Kästchen „%“ ein. (Tipp: Machen Sie sich gleich zu Beginn der Eintragungen ausreichend viele leere Kopien des Erschöpfungstagebuchs, damit Sie über einen längeren Zeitraum Ihren Zustand messen können)

Bitte beachten Sie, dass Sie für sich festlegen müssen, was Sie unter Aktivität, Ruhe und Schlaf verstehen. Sie sollten diese persönliche Definition nicht verändern, d. h. nicht am Anfang „Buch lesen“ als Aktivität verstehen und dann später dies als Ruhe werten. Bitte geben Sie deshalb eine kurze Beschreibung für die jeweiligen Begriffe an (am besten besprechen Sie dies mit Ihrer Therapeutin/ Ihrem Therapeuten):

Aktivität ist für mich: ______________________________

____

Ruhe ist für mich: ______________________________

____

Schlaf ist für mich: ______________________________

____

Wenn Sie beispielsweise von 0 bis 8 Uhr geschlafen haben, machen Sie bitte in die Spalte Uhrzeit rechts neben den Uhrzeiten einen schwarzen Strich von 0–1 bis zum unteren Rand des Kästchens 7–8. Wenn Sie dann von 8 bis 9.30 Uhr aktiv waren, dann machen Sie vom oberen Rand des Kästchens 8–9 bis zur Mitte des Kästchens 9–10 einen grünen Strich. Wenn Sie danach bis 12 Uhr geruht haben, machen Sie von der Mitte des Kästchens 9–10 bis zum oberen Rand des Kästchens 11–12 einen blauen Strich.

Am Ende jeden Tages zählen Sie die Stunden für Aktivität, Ruhe und Schlaf zusammen und tragen diese Zahl ganz unten ein. Sie haben auch die Möglichkeit kurze Notizen, wie z. B. „Einkaufen", „Spazieren gehen", „Therapiestunde", etc.) über den Tag einzutragen. Wichtige oder außergewöhnliche Ereignisse („Streit mit Partner", „wichtige Prüfung", etc.) können in den Kasten unten eingetragen werden.

Zur Beschreibung des Verlaufs Ihrer Beeinträchtigungen und der Dauer von Aktivität, Ruhe und Schlaf über einen längeren Zeitraum eignet sich der Symptomverlauf. Er dient der langfristigen Dokumentation des Krankheitsverlaufs und kann wichtige Anhaltspunkte für die Therapie liefern. Der Symptomverlauf soll dabei helfen, bestimmte Faktoren und Gesetzmäßigkeiten aufzudecken, die Einfluss auf Ihr Befinden haben.

Das Vorgehen ist einfach: Berechnen Sie zuerst anhand des Erschöpfungstagebuchs das durchschnittliche Ausmaß der Beeinträchtigung und die durchschnittliche Dauer von Aktivität, Ruhe und Schlaf für eine Woche indem Sie die Werte der einzelnen Wochentage zusammenzählen und durch sieben teilen. Übertragen Sie dann für die betreffende Kalenderwoche diese Werte in die Tabelle auf diesem Blatt. Die Punkte für die einzelnen Wochen können dann verbunden werden und man erhält den Verlauf der Dauer von Ruhe, Aktivität und Schlaf sowie dem Ausmaß der Beeinträchtigung über einen längeren Zeitraum.

Erschöpfungstagebuch

Name: ______________________ von ____________ bis ____________

Montag		Dienstag		Mittwoch		Donnerstag		Freitag		Samstag		Sonntag	
Datum		Datum		Datum		Datum		Datum		Datum		Datum	
Uhrzeit	Notizen	Uhrzeit	Notizen	Uhrzeit	Notizen	Uhrzeit	Notizen	Uhrzeit	Notizen	Uhrzeit	Notizen	Uhrzeit	Notizen
0–1		0–1		0–1		0–1		0–1		0–1		0–1	
1–2		1–2		1–2		1–2		1–2		1–2		1–2	
2–3		2–3		2–3		2–3		2–3		2–3		2–3	
3–4		3–4		3–4		3–4		3–4		3–4		3–4	
4–5		4–5		4–5		4–5		4–5		4–5		4–5	
5–6		5–6		5–6		5–6		5–6		5–6		5–6	
6–7		6–7		6–7		6–7		6–7		6–7		6–7	
7–8		7–8		7–8		7–8		7–8		7–8		7–8	
8–9		8–9		8–9		8–9		8–9		8–9		8–9	
9–10		9–10		9–10		9–10		9–10		9–10		9–10	
10–11		10–11		10–11		10–11		10–11		10–11		10–11	
11–12		11–12		11–12		11–12		11–12		11–12		11–12	
12–13		12–13		12–13		12–13		12–13		12–13		12–13	
13–14		13–14		13–14		13–14		13–14		13–14		13–14	
14–15		14–15		14–15		14–15		14–15		14–15		14–15	
15–16		15–16		15–16		15–16		15–16		15–16		15–16	
16–17		16–17		16–17		16–17		16–17		16–17		16–17	
17–18		17–18		17–18		17–18		17–18		17–18		17–18	
18–19		18–19		18–19		18–19		18–19		18–19		18–19	
19–20		19–20		19–20		19–20		19–20		19–20		19–20	
20–21		20–21		20–21		20–21		20–21		20–21		20–21	
21–22		21–22		21–22		21–22		21–22		21–22		21–22	
22–23		22–23		22–23		22–23		22–23		22–23		22–23	
23–24		23–24		23–24		23–24		23–24		23–24		23–24	

Ereignisse				Ereignisse				Ereignisse				Ereignisse				Ereignisse				Ereignisse				Ereignisse			
Schlaf	Ruhe	Aktiv	%	Schlaf	Ruhe	Aktiv	%	Schlaf	Ruhe	Aktiv	%	Schlaf	Ruhe	Aktiv	%	Schlaf	Ruhe	Aktiv	%	Schlaf	Ruhe	Aktiv	%	Schlaf	Ruhe	Aktiv	%

Aktivität = grün, Ruhe = blau, Schlaf = schwarz

Symptomverlauf

Name: ______________________ von ____________ bis ____________

- Wie stark waren Ihre Beschwerden (in %) in dieser Woche durchschnittlich? (bitte in **rot** eintragen)
- Wie lange waren Sie in dieser Woche durchschnittlich aktiv? (bitte in **grün** eintragen)
- Wie lange haben Sie in dieser Woche durchschnittlich geruht? (bitte in **blau** eintragen)
- Wie lange haben Sie in dieser Woche durchschnittlich geschlafen? (bitte in **schwarz** eintragen)

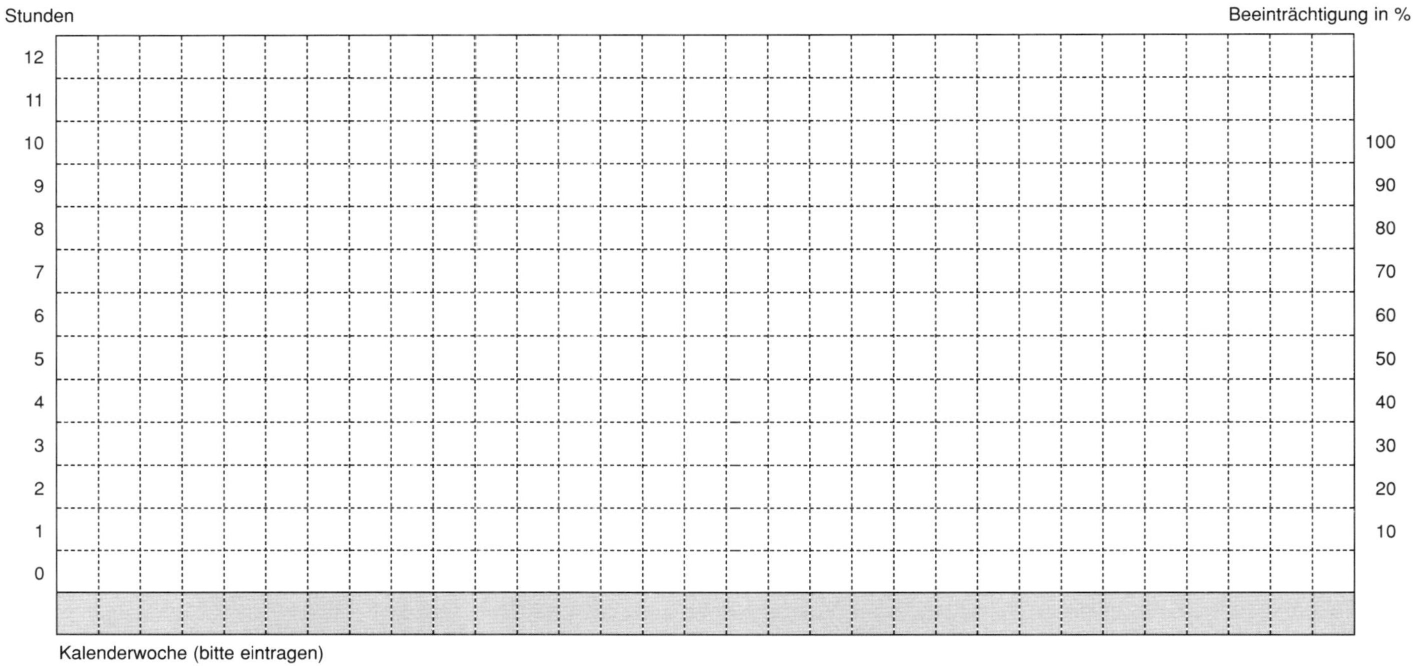

Beeinträchtigungseinschätzung

Bitte schätzen Sie anhand der kurzen Beschreibung ein, wie stark Ihre Beschwerden und Beeinträchtigungen momentan sind. Tragen Sie die jeweilige Prozentzahl für jeden Tag in das vorgesehene Kästchen im **Erschöpfungstagebuch** ein.

100 %	– Keine Beschwerden – Normale Aktivität – Arbeit und Belastungen können problemlos durchgeführt werden
90 %	– Unter Belastung leichte Beschwerden – Normale Aktivität – Arbeit und Belastungen können problemlos durchgeführt werden
80 %	– In Ruhe leichte Beschwerden, die sich unter Belastung verschlimmern – Minimale Einschränkungen der Aktivität bei Belastung – Anstrengende Ganztagsarbeit mit Problemen
70 %	– In Ruhe leichte Beschwerden, die sich unter Belastung verschlimmern – Aktivität liegt nahe 90 % des früher Gewohnten – Klar erkennbare Begrenzung einiger Tagesaktivitäten – Ganztagsarbeit mit Problemen
60 %	– In Ruhe leichte bis mäßige Beschwerden, die sich unter Belastung verschlimmern – Aktivität liegt bei 70–90 % des früher Gewohnten – Klar erkennbare Begrenzung der Tagesaktivität – Nicht in der Lage, ganztags mit körperlichem Einsatz zu arbeiten, aber fähig, einer leichten Vollzeitbeschäftigung bei gleitender Arbeitszeit nachzugehen
50 %	– In Ruhe mäßige Beschwerden, bei Anstrengung mäßige bis schwere Beschwerden – Aktivität auf 70 % des früher Gewohnten reduziert – Nicht auf das Haus beschränkt – Unfähig anstrengende Aufgaben auszuführen, imstande leichtere Aufgaben 4–5 Stunden am Tag auszuführen – Ruhepausen werden benötigt
40 %	– In Ruhe mäßige bis schwere Symptome, bei Anstrengung mäßige bis schwere Beschwerden – Aktivität auf 50–70 % des früher Gewohnten reduziert – Nicht auf das Haus beschränkt – Unfähig, anstrengende Aufgaben auszuführen, imstande leichtere Aufgaben 3–4 Stunden am Tag auszuführen – Ruhepausen werden benötigt
30 %	– In Ruhe mäßige bis schwere Symptome, starke Beschwerden bei allen Anstrengungen – Aktivität auf 50 % des früher Gewohnten reduziert – Hauptsächlich auf das Haus beschränkt – Unfähig, irgendwelche anstrengenden Pflichten zu übernehmen, fähig, leichte Arbeiten 2–3 Stunden am Tag auszuführen – Ruhepausen werden benötigt
20 %	– In Ruhe mäßige bis schwere Symptome, starke Beschwerden bei allen Anstrengungen – Aktivität auf 30–50 % des früher Gewohnten reduziert – Nur selten fähig, das Haus zu verlassen – Die meiste Zeit des Tages im Bett – Unfähig, anstrengende Tätigkeiten auszuführen
10 %	– In Ruhe und bei allen Anstrengungen schwere Symptome – Konstant bettlägerig – Unfähig, für sich selbst zu sorgen

Diagnostik und Indikation

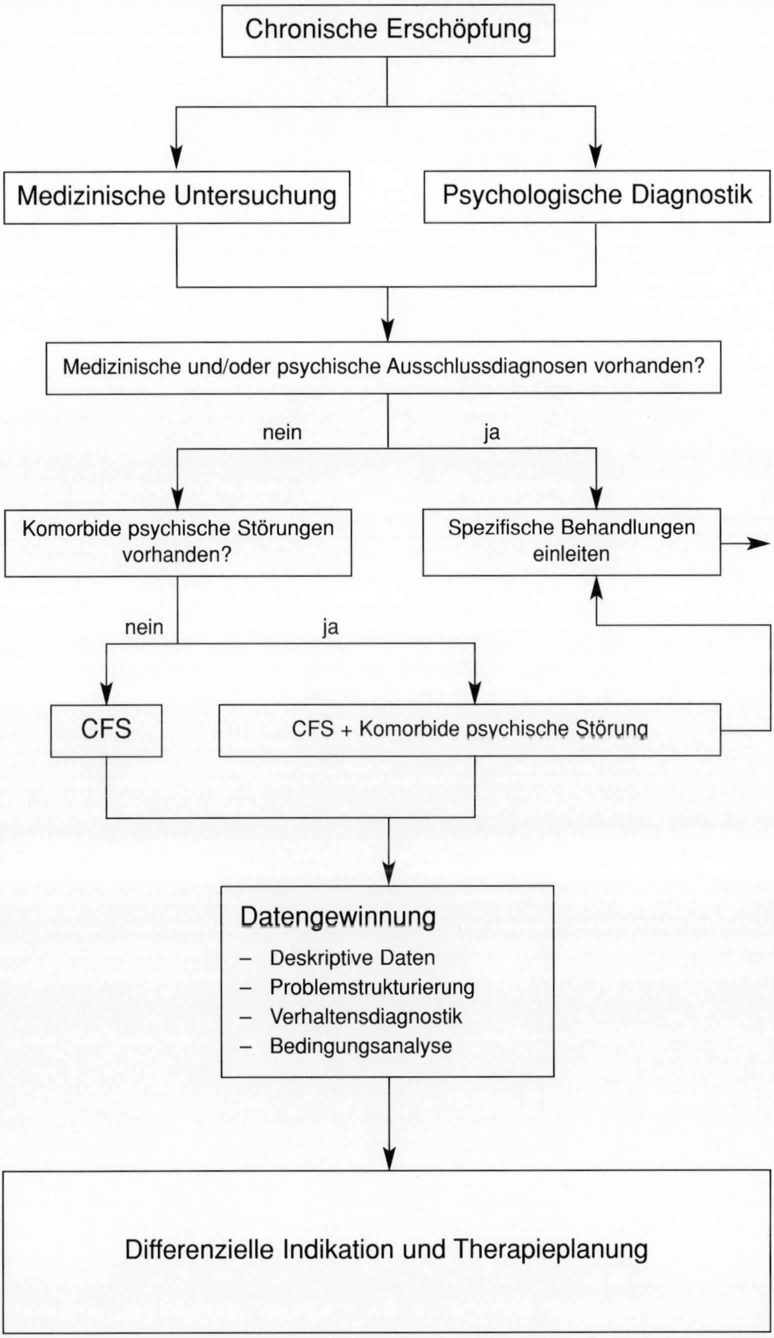

Therapieablauf

Vorbereitungs- und Diagnostikphase	Erarbeitung einer tragfähigen Therapiebeziehung Aufbau von Psychotherapiemotivation Datengewinnung – Deskription – horizontale und vertikale Problemanalyse Therapieplanung Ätiologiemodell
Interventionsphase	Veränderungsmodell erstellen Veränderungen einleiten – Bewältigungsorientiertes Vorgehen – Klärungsorientiertes Vorgehen
Stabilisierungsphase	Veränderungen stabilisieren Rückfallprophylaxe